APERÇU CLINIQUE

SUR LES EAUX

D'AIX ET DE MARLIOZ

— SAVOIE —

ET SUR LEURS ADJUVANTS

EAU DE CHALLES;
EAU DE SAINT-SIMON; — CURES DE PETIT-LAIT;
APPLICATIONS DES COURANTS CONTINUS

PAR

LE DR L. BRACHET

Médecin aux bains d'Aix et de Marlioz,
Médecin adj^t de l'Hospice thermal, Médecin de la Compagnie P. L. M.,
Médecin de la Société des Artistes et Inventeurs de Paris,
Membre de la Société de médecine et de chirurgie pratiques de Montpellier,
Membre des Sociétés médicales de Chambéry et de Genève,
Membre de la Société savoisienne d'histoire et d'archéologie,
etc., etc.

Publica morborum requies, commune medentum
auxilium, praesens numen; inempta salus.
CLAUDIEN, Idylle VI.

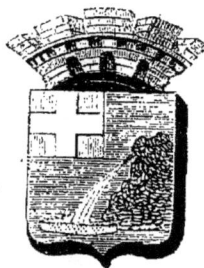

PARIS

LIBRAIRIE J. B. BAILLIÈRE ET FILS

RUE HAUTEFEUILLE, 19, PRÈS DU BOULEVARD SAINT-GERMAIN

—

1875

APERÇU CLINIQUE

SUR LES EAUX

D'AIX ET DE MARLIOZ

— SAVOIE —

ET SUR LEURS ADJUVANTS

DU MÊME AUTEUR :

OBSERVATION D'HYDROCÉPHALE ET D'HYDROTHORAX

CHAMBÉRY, 1860.

DU ROLE DU PARASITE DANS L'ÉTIOLOGIE DES
MALADIES CUTANÉES PARASITAIRES

MONTPELLIER, 1864.

DE LA CONTAGION DE LA PHTHISIE TUBERCULEUSE

NICE, 1866.

OBSERVATION DE TÉTANOS TRAUMATIQUE ET
RHUMATISMAL TRAITÉ AUX EAUX D'AIX

CHAMBERY, 1870.

MYÔME UTÉRIN DÉLOGÉ PAR LE TRAVAIL DE
L'ACCOUCHEMENT ET OPÉRÉ AVEC SUCCÈS

PARIS, 1870.

TRAITEMENT DES BLESSÉS AUX EAUX D'AIX

PARIS, 1872.

ANGIÔME DE L'UTÉRUS

Observation présentée à la Société de Chirurgie, 1872.

LYON. — IMPRIMERIE PITRAT AÎNÉ, RUE GENTIL, 4.

APERÇU CLINIQUE

SUR LES EAUX

D'AIX ET DE MARLIOZ

— SAVOIE —

ET SUR LEURS ADJUVANTS

EAU DE CHALLES;
EAU DE SAINT-SIMON; — CURES DE PETIT-LAIT;
APPLICATIONS DES COURANTS CONTINUS

PAR

LE DR L. BRACHET

Médecin aux bains d'Aix et de Marlioz,
Médecin adj^t de l'Hospice thermal, Médecin de la Compagnie P. L. M.,
Médecin de la Société des Artistes et Inventeurs de Paris,
Membre de la Société de médecine et de chirurgie pratiques de Montpellier,
Membre des Sociétés médicales de Chambéry et de Genève,
Membre de la Société savoisienne d'histoire et d'archéologie,
etc., etc.

Publica morborum requies, commune medentûm
auxilium, præsens numen; inempta salus.
CLAUDIEN, Idylle VI.

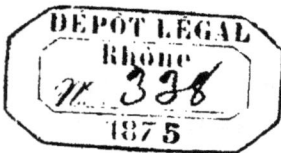

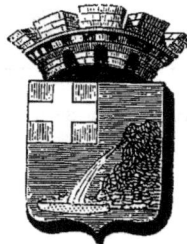

PARIS

LIBRAIRIE J. B. BAILLIÈRE ET FILS

RUE HAUTEFEUILLE, 19, PRÈS DU BOULEVARD SAINT-GERMAIN

—

1875

INTRODUCTION

———

Nous n'avons pas la prétention, en écrivant ces lignes, d'apporter des modifications à une thérapeutique thermale dont l'origine se perd dans l'histoire, et dont les succès, relatés chaque année par de savants cliniciens, sont bien connus du monde médical.

Nous ne voulons point exposer des études physiologiques ou cliniques, mais simplement des faits pratiques, des souvenirs de ce qu'ont déjà publié nos confrères, de ce que nous avons publié nous-mêmes, en un mot, le résultat de nos observations quotidiennes durant douze années.

Puissent ces réflexions trouver accueil auprès des confrères éloignés qui n'ont pu encore apprécier le mérite de la médication d'Aix et de Marlioz et les résultats qu'on peut obtenir par son application.

La meilleure monographie de nos eaux est le tableau progressif de nos baigneurs. Cette statistique est d'autant plus probante que, sur treize mille visiteurs qui viennent chercher ici leur guérison, la plupart reviennent pour la deuxième ou troisième fois demander un soulagement qu'ils ont déjà pu éprouver. Ces chiffres disent, mieux que tous les opuscules d'analyses chimiques ou d'observations cliniques, ces effets d'excitation générale, ce réveil de toutes les fonctions de la vie organique comme de la vie de relation, ces retours inespérés à la santé que produisent les eaux d'Aix et de Marlioz.

APERÇU CLINIQUE

SUR LES EAUX

D'AIX ET DE MARLIOZ

— SAVOIE —

ET SUR LEURS ADJUVANTS

CONSIDÉRATIONS GÉNÉRALES

I

STATISTIQUE DES OPÉRATIONS DE L'ÉTABLISSEMENT THERMAL D'AIX-LES-BAINS

— de 1785 à 1875 —

En mettant sous les yeux du lecteur la statistique offi-cielle des opérations d'Aix et de Marlioz, il nous est permis de dire hautement que l'accroissement annuel du nombre de nos baigneurs est dû, non-seulement aux succès théra-peutiques de nos eaux, mais aussi au zèle et à l'habileté des cent trente employés attachés au service de l'établis-sement. Sans l'obséquiosité fatigante, sans la morgue pré-tentieuse du service des grandes villes, nos doucheurs et nos doucheuses sont appréciés de tous par leurs attentions diligentes, et le bon ton qu'ils mettent dans leurs soins et leurs prévenances. Les fortunes modestes, les pauvres surtout, redisent chaque année leur reconnaissance pour le système d'inscription qui les abrite à Aix contre les inégalités de la fortune ou de la naissance.

TABLEAU DES BAIGNEURS ET DES RECETTES DE L'ÉTABLISSEMENT THERMAL

ANNÉES	NOMBRE DES BAIGNEURS	RECETTES DE L'ÉTABLISSEMENT	OPÉRATIONS	
			PAYANTES	GRATUITES
1783	588	2,467 »		
1815	1,150	6,221 »		
1816	1,150	11,279 »		
1828	2,162	26,965 »		
1829	2,370	31,589 »		
1841	2,450	39,066 »		
1842	2,600	41,638 »		
1854	3,460	52,869 »		
1855	4,069	62,360 »		
1866	10,051	112,256 95	70,524	13,890
1867	9,737	117,337 »	73,900	14,156
1868	9,879	115,461 25	74,139	16,900
1869	10,016	113,718 »	74,601	16,903
1870	8,382	98,509 »	63,034	20,100
1871	9,344	120,056 »	78,548	19,000
1872	11,221	146,367 »	93,196	18,100
1873	12,005	150,504 »	96,583	20,523
1874	12,852	146,622 25	94,927	19,820

II

LES EAUX D'AIX AU POINT DE VUE CHIMIQUE

Les eaux d'Aix ont été classées parmi les sulfurées sodiques.

Elles se distinguent des sulfurées sodiques des Pyrénées par la proportion de leur gaz carbonique et de leurs
bases calciques [1].

Deux sources alimentent l'établissement {d'Aix ; la
source de soufre et la source d'alun ; toutes deux d'une
température variant entre 45 et 47° cent. La source d'alun
(sulfate double d'alumine ou de potasse) fut ainsi nommée
à une époque où l'on désignait par alun le sulfate d'alumine, qui se trouve en quantité notable dans cette eau.
Depuis que les magnifiques captages ne permettent plus
à l'eau d'alun de séjourner dans les cavernes de Saint-
Paul et d'y perdre une notable quantité de soufre, les
deux sources fournissent presque la même quantité de cet
élément. Néanmoins nous établissons une grande différence pour leur usage interne.

L'eau de soufre contient de la glairine et du brome,
tandis que dans l'eau d'alun nous retrouvons plus d'alumine, d'iode et de fer.

[1] Durand-Fardel, *Leçons à l'École pratique en 1874*, p. 65.

L'eau d'alun, que Daquin appelait la plus *gracieuse*, est la plus employée en boisson, vu son excès d'iode et sa digestion facile.

Ces deux sources fournissent chaque jour un total de 6,362,480 litres qui se répartissent dans les bains et les douches avec une profusion sans pareille.

Nous reproduisons ici le tableau analytique des eaux d'Aix et de Marlioz, tel qu'il a été donné par M. Bonjean.

TABLEAU DE LA COMPOSITION DES EAUX D'AIX ET DE MARLIOZ
PAR M. BONJEAN

SUBSTANCES CONTENUES DANS 1,000 GRAMMES D'EAU	SOURCE DE soufre sulfureuse 1838	SOURCE d'alun saline 1838	SOURCE DE MARLIOZ alcaline sulfureuse 1850 ET 1857
Azote.	0,03204	0,08010	0,012
Acide carbonique libre. . .	0,02578	0,01334	0,009
— sulphydrique libre . .	0,04140	»	0,010
Oxygène.	»	0,01840	»
Acide silicique.	0,00500	0,00430	0,006
Phosphate d'alumine. . . .			
— de chaux.	0,00249	0,00260	»
Fluorure de calcium. . . .			
Sulfure de sodium.	»	»	0,067
Carbonate de chaux. . . .	0,14850	0,18100	0,186
— de magnésie.	0,02587	0,01980	0,012
— de soude.	»	»	0,040
Bicarbonate de fer.	0,00886	0,00936	0,013
— de manganèse. . . .	»	»	0,001
— de strontiane. . . .	traces	traces	»
Sulfate de soude	0,09602	0,04240	0,028
— de chaux.	0,01600	0,01500	0,002

SUBSTANCES CONTENUES DANS 1,000 GRAMMES D'EAU	SOURCE DE soufre sulfureuse 1838	SOURCE d'alun saline 1838	SOURCE DE MARLIOZ alcaline sulfureuse 1850 ET 1857
Sulfate de magnésie. . . .	0,03527	0,03100	0,018
— d'alumine	0,05480	0,06200	»
— de fer.	traces	traces	0,007
Chlorure de sodium, . . .	0,00792	0,01400	0,018
— de magnésium. . . .	0,01721	0,02200	0,014
Iodure alcalin	traces	»	quantité indétermin.
Bromure de potassium. . .	»	»	quantité indétermin.
Glairine.	quantité indétermin.	quantité indétermin.	quantité indétermin.
Perte.	0,01200	0,00724	0,017
Parties solides sur 1,000 gr.	0,43000	0,41070	0,429
Température centigrade . .	45° 0	46° 5	14° 0

Tout en rendant à l'illllustre chimiste de la Savoie et à ses recherches savantes l'hommage qui leur est dû, nous serions heureux de voir le gouvernement demander à M. Bonjean une nouvelle analyse de nos eaux. Une eau minérale de l'importance de celle d'Aix devrait confirmer sa puissance, au moins tous les dix ans, par une analyse aussi sérieuse que celle due au célèbre chimiste de Chambéry.

III

ACTION GÉNÉRALE DES EAUX D'AIX

L'action de nos eaux est toujours en principe une excitation, soit au point de vue physiologique, soit considérée
par ses effets sur les états pathologiques.

Ainsi, tous les phénomènes physiologiques sont faci-
lités, les facultés mentales sont surexcitées[1], l'appétit est
augmenté, la tonicité musculaire est accrue, les urines,
les sueurs, les sécrétions de toute nature sont activées.

Chez la femme, la menstruation diminuée reprend son
cours normal.

En même temps, les phénomènes morbides sont exagé-
rés. — Les exanthèmes s'irritent, les catarrhes sont aug-
mentés, les douleurs se réveillent et s'exaspèrent, les
manifestations spécifiques apparaissent. Si le traitement
est exagéré, s'il existe chez le malade une idiosyncrasie
pour la médication sulfureuse, on arrive à la *fièvre thermale*, qui est toujours un « accident qu'il faut chercher
à éviter[2]. »

Cette fièvre se manifeste par l'insomnie, l'agitation, l'in-
quiétude, le brisement musculaire, les céphalées, les dé-

---

[1] Cazenave de la Roche, *Courrier médical.* 6 mars 1875.
[2] Durand-Fardel, *Leçons faites à l'École pratique en 1874*, p. 53.

sordres digestifs, la soif, le dépôt briqueté des urines, etc.

Mais cet accident, comme l'appelle le savant hydrologiste de Vichy, est très-rare ; aussi, durant douze années de pratique aux eaux d'Aix, l'avons-nous peut-être rencontré six fois, et cela presque toujours chez des malades confiant en leur propre science médicale et ne réclamant le médecin des eaux qu'après avoir suivi sans direction un traitement des plus énergiques et des plus imprudents.

L'action excitante de nos eaux, après s'être manifestée dès le début, fait place à une action sédative qui rend alors notre médication toute-puissante contre les phénomènes pathologiques que nous avons à traiter. — Ce phénomène de sédation a été bien souvent constaté par ceux d'entre nous, qui ont expérimenté les effets de nos eaux sur la circulation. Il est démontré chaque jour par la puissance curative que nous obtenons contre l'élément *douleur*, et enfin il est une des propriétés indiscutables de l'hydrogène sulfureux.

Nous ne ferons que signaler la poussée qui survient souvent chez nos malades. C'est une manifestation cutanée que nous recherchons moins que nos malades eux-mêmes, et qui n'a pour nous que le caractère d'une révulsion quelquefois favorable.

Telles sont les évolutions qui attendent le plus souvent nos malades. Ceux qui nous liront comprendront que nous sommes autorisés à leur répondre le *tant mieux* si souvent tourné en comique, quand ils viennent, après les premiers jours, se plaindre d'exaspérations dans leurs manifestations morbides. — Chez les natures indolentes et

sans réaction, on ne rencontre pas toujours ce même cy-
cle de phénomènes. Il ne faut pas s'en désespérer ; on agira
plus vigoureusement pour stimuler un organisme dépourvu
de *tonicité réactive*.

Après cet aperçu général, on saisira bien vite quels sont
les états pathologiques qui trouveront auprès de nous le
soulagement demandé.

IV

EMPLOI DES EAUX D'AIX

Boisson. — Les eaux d'Aix sont d'une digestion facile.
Elles ne provoquent ni nausées, ni éructations ; — le malade éprouve à peine pour elles une faible aversion qui
ne dure que peu de jours. Elles aident à la transpiration et
augmentent la sécrétion urinaire. — Elles aident même à
l'élimination de l'acide urique ; nous avons souvent vu les
urines qui en contenaient durant les premiers jours du
traitement devenir, sous l'influence de la boisson, claires
et limpides.

Nous les prescrivons quand nous ne rencontrons ni phénomènes inflammatoires aigus, ni état bilieux habituel du
côté de l'estomac. Les sueurs et les urines étant augmen-
tées par le traitement, il se produit souvent un phénomène
de congestion de la muqueuse intestinale qui se traduit par

de la constipation ; nous avons alors recours aux eaux minérales naturelles laxatives ou à des préparations analogues.

On ne peut pas préciser la quantité d'eau sulfureuse que l'on doit conseiller aux malades. Cette quantité dépend complètement de la tolérance individuelle. Une heureuse réaction s'est produite dans beaucoup de stations minérales contre les excès de la boisson. Prises en trop grande quantité, nos eaux agissent trop activement sur les sueurs et les urines ; elles ne se digèrent plus aussi bien et partant, leurs principes ne sont pas absorbés. Nous dépassons rarement la dose de trois ou quatre verres dans les vingt-quatre heures.

Douches. — La grande quantité de nos eaux, leur température, l'installation de l'établissement d'Aix et enfin l'aptitude de nos doucheurs, ont acquis aux douches d'Aix une réputation justement méritée. — Scoutetten [1] écrivait : « Ce qu'on fait à Aix est mieux que *partout ailleurs ;* mais le massage n'y est qu'une pression exercée par les mains de deux baigneurs qui agissent en même temps qu'ils vous douchent. » Certainement nous n'avons pas ici la souplesse et la manœuvre des biskris, nous n'avons pas un établissement hygiénique ou d'agrément comme ceux de Constantinople et autres. — Nous avons souvent subi le massage en Afrique et à Nice dans l'établissement de notre ami le Dr Bonnald ; là,

---

[1] Scoutetten, *De l'Électricité dans les eaux minérales*, p. 93.

d'habiles masseurs vous assouplissent tout le corps, vous
enlèvent de petits rouleaux d'épiderme qu'ils vous mon-
trent comme preuves à conviction de leur dextérité ; c'est
au moins fort agréable, c'est même très-salutaire, mais
ce n'est qu'une manœuvre hygiénique et non un traitement
médical.

Ici chaque friction, chaque massage est réglé suivant
l'indication thérapeutique des états morbides différents
que nous avons à traiter. Nos doucheurs ne massent
que sur l'ordre et suivant les indications du médecin.

La douche *écossaise* est une douche alternativement
chaude et froide, très-employée à Aix quand les grandes
réactions sont indiquées (névroses, anémies, certaines
formes de rhumatismes et de paralysies).

Bains. — Peu d'établissements peuvent donner autant
de bains à des températures aussi variées, grâce à la
grande quantité d'eau que nous possédons.

Les bains peuvent se mitiger avec de l'eau naturelle qui
en diminue la tension minérale.

En y ajoutant seulement quelques litres d'eau de Challes,
on obtient les bains les plus riches en principes sulfureux.

Piscines. — Aix possède en outre six grandes salles
de bains communs, à eau courante, où l'on peut nager
commodément. Ces salles communes sont parfaites d'élé-
gance et de confort. Elles sont très-utiles dans tous les cas
où la natation et la gymnastique sont indiquées.

Salles d'aspiration. — Les salles d'aspiration sont très-bien installées ; nous verrons plus tard les nombreux cas où elles nous sont utiles.

L'une d'elles possède un système de humage des plus perfectionnés.

Le *humage* inauguré à Bagnères-de-Luchon par le docteur Lambron a rendu de grands services dans les affections des organes respiratoires.

Nous possédons à Aix des appareils qui concentrent et dégagent par de petits tuyaux d'aspiration les vapeurs sulfureuses naturelles.

Le malade approche ou éloigne à son gré les conduits de la vapeur minérale en réglant la tension et la chaleur suivant les indications.

Pulvérisations. — L'eau thermale pulvérisée en poussière très-ténue peut être dirigée sur toutes les parties du corps. Ce mode de douche s'emploie surtout en douches gutturales ou en pulvérisations sur la face. — « La poussière liquide pénètre ainsi dans les replis les plus cachés ; elle fouille les villosités [1]. »

La pulvérisation n'enlève aucune activité médicamenteuse à l'eau minérale bien qu'elle la refroidisse. Elle agit très-bien sur les muqueuses dont la circulation est paresseuse, en excitant les vaisseaux capillaires.

On a reproché aux divers modes de pulvérisation de condenser les liquides sur les parois de la bouche ; cet

---

[1] Durand-Fardel, *Maladies chroniques*, p. 446.

inconvénient disparaît quand le malade ne prend pas une situation forcée et quand la région cervicale ne décrit pas une incurvation qui oblitère le pharynx.

Bains de vapeur. — La grande quantité d'eau à une température élevée dégage des vapeurs qui, concentrées dans des souterrains voûtés, servent aux bains et aux douches de vapeur.

La plupart de ces bains sont disposés de façon à ce que toute congestion vers les organes supérieurs soit impossible ; le patient ayant une chute constante d'eau très-chaude sur les extrémités inférieures. Cette médication par la vapeur est douée d'une activité prodigieuse sur tout l'organisme. Dans certains cas pathologiques, le malade passe du bain de vapeur à la douche et au massage. Nous possédons aussi des douches de vapeur très-utiles dans certaines affections localisées des membres, des yeux, des oreilles, etc.

Maillot. — Après chaque opération, le malade dont l'état l'exige peut être emmailloté dans un drap et dans une ou plusieurs couvertures de laine pour être transporté dans son lit. Cette médication très-ancienne est très-respectée à Aix dans la plupart des cas que nous avons à traiter. La diaphorèse qui en résulte est certainement la méthode curative la plus souvent indiquée chez nos malades.

Eau froide à Aix. — L'eau froide qui se distribue à

l'établissement d'Aix est d'une température de 12° cen-
tigrade. Son débit est de 7 litres par seconde.

Elle est distribuée dans chaque cabinet de douches et
de bains, si bien, qu'aujourd'hui il est facile d'y suivre
un traitement qui peut varier de la température de 12°
jusqu'à la température de 47°.

On comprend facilement qu'avec les quantités d'eau
chaude et d'eau froide dont nous disposons, nous pouvons
fournir à toutes les indications de la balnéothérapie.

L'on ne doit plus s'étonner de voir le champ thérapeutique aussi agrandi depuis que nous possédons autant de
ressources.

Fidèle aux traditions de nos prédécesseurs, nous ne
suivrons pas un cadre pathologique classique, mais le
cadre clinique suivant lequel nous avons observé le plus
souvent d'heureux succès par notre traitement.

V

STATISTIQUE DES OPÉRATIONS SUIVIES A MARLIOZ

TABLEAU DES OPÉRATIONS SUIVIES A L'ÉTABLISSEMENT DE MARLIOZ
DURANT LES SEPT DERNIÈRES ANNÉES

ANNÉES	1867	1868	1869	1870	1871	1872	1873
Salles d'inhalations.	3639	4719	4261	4409	4826	6651	6387
Douches pharyngien- nes.	1612	1604	1367	1119	995	1377	1438
Bains d'eau miné- rale pure. . . .	150	376	316	375	227	599	680
Bains mitigés. . .	212	448	658	439	525	603	685
Bains d'eau douce .	125	187	160	161	144	129	221
Douches spéciales. .	149	158	385	243	198	220	224
Douches hydrothé- rapiques. . . .	»	14	84	116	56	56	83
Douches ascendan- tes.	26	47	72	31	45	96	41

VI

CONSIDÉRATIONS GÉNÉRALES SUR LES EAUX DE MARLIOZ

L'on voit, par le tableau ci–dessus, que la thérapeutique
de Marlioz a suivi celle d'Aix dans son accroissement. Ce

succès lui était dû, car rien n'a été épargné pour le développement et les progrès de cette station.

Ces sources, plus sulfureuses que celles des Pyrénées, débitent plus de 20,000 litres par jour d'eau à 14° cent.

M. Bonjean a fourni une analyse très-précise de ces eaux [1]. Parmi les principes sulfureux qu'elles contiennent, l'iode et le brome, signalés par M. Bonjean, leur donnent des propriétés très-actives contre les états diathésiques. Grâce au manganèse qu'elles renferment, elles deviennent un très-bon *reconstituant*.

M. Bonjean a expérimenté sur lui-même les eaux de Marlioz ; il exprime ainsi le résultat de ses observations : « Les eaux de Marlioz exercent une action puissante sur les urines ; elles les rendent alcalines et en font disparaître l'acide urique qui s'y dépose dans certaines affections de la vessie ; l'alcalinité s'étend à la transpiration et aux autres sécrétions [2]. »

L'action générale de ces eaux a beaucoup d'analogie avec l'action générale des eaux d'Aix. Mais il faut toujours tenir compte de la différence de température et de la quantité différente d'acide sulfhydrique libre. Nous verrons dans chaque affection les cas où les eaux de Marlioz paraissent le plus favorablement indiquées.

Marlioz a suivi de près ses aînées, Enghien, Bonnes, Allevard, etc., etc. On y trouve tous les appareils les plus perfectionnés, surtout pour la thérapeutique des maladies

[1] Voyez l'analyse des eaux d'Aix.
[2] Bonjean, *Aix et Marlioz*, 1862, p. 71.

de l'appareil respiratoire et des maladies utérines, ainsi
qu'une installation des plus confortables de bains, de douches et de piscines d'eau minérale ou d'eau mitigée.

L'eau froide naturelle y est aménagée de façon à répondre à toutes les indications de l'hydrothérapie.

M. Bonjean, dont une des sources porte le nom, a été le
créateur de Marlioz au point de vue scientifique médical,
comme M. Mottet a été l'organisateur intelligent d'une balnéothérapie dont le luxe et le confortable attirent chaque
jour une affluence de malades.

Nos confrères d'Aix ont tour à tour publié des observations constatant la supériorité thérapeutique des eaux de
Marlioz, et surtout celles des inhalations froides qui y sont
merveilleusement disposées. — Le Dr Guilland s'exprime
ainsi : « Le dégagement du gaz sulfhydrique azote et carbonique est favorisé par la réduction de l'eau minérale en
gerbes de filets presque capillaires.

« L'air extérieur peut s'y mélanger sans cesse de manière
à leur conférer cette action sédative qu'ils n'auraient pas
à l'état de pureté et de concentration. Cette aération est
dosée de telle manière que les malades ne sont pas obligés
de sortir, comme à Allevard, toutes les dix minutes, et plusieurs peuvent, dès les premières séances, y séjourner
sans cette précaution une heure entière [1]. »

Le Dr Vidal a publié dans son compte rendu de 1859
une monographie complète sur Marlioz et sur les nombreuses applications de ses eaux. On retrouve dans ces

---

[1] *Compte rendu*, du Dr Guilland. 1858, p. 38

quelques pages l'étude chimique la plus minutieuse due à M. Bonjéan, ainsi que les considérations cliniques et pratiques de l'auteur qui font de Marlioz l'analogue de Pierrefonds, d'Enghien ou d'Allevard, pour les maladies des voies respiratoires [1].

Nous verrons plus loin quelles sont les indications des eaux de Marlioz.

[1] Vidal, *Compte rendu de la Commission medicale*, 1859

MALADIES TRAITÉES

A AIX ET A MARLIOZ

I

ARTHRITIS

Les anciens médecins confondaient sous le nom d'*ar-thritis* le rhumatisme et la goutte.

M. Bazin a rendu à la pathologie cette dénomination pour classer une de ces quatre grandes maladies constitutionnelles pouvant produire les différentes affections cutanées.

Suivant le savant professeur de Saint-Louis, cet état constitutionnel comprend quatre périodes dans ses manifestations [1].

---

[1] Woillez, *Dictionnaire de diagnostic médical*, p. 90.

Dans la *première* sont comprises les manifestations de
rhumatisme articulaire, d'eczéma du cuir chevelu, des
différents érythèmes, d'urticaire, de zona, d'herpès, de
pemphigus, d'anthrax ; les affections des muqueuses (co-
ryza, bronchite, ophthalmie, dyspepsie).

Dans la *seconde* période, nous retrouvons des attaques
de goutte ou de rhumatisme, concomitants ou alternants
avec les états de la première période.

Dans la *troisième* période apparaissent les altérations
articulaires, les productions tophacées.

Enfin, dans la *quatrième* période, surviennent les affections organiques (cœur, foie, poumons, reins).

Au point de vue de la pathogénie des maladies de la
peau, nous reconnaissons que cette classification est très-
complète ; mais elle ne ressort pas très-nettement à notre
point de vue beaucoup plus général.

Cette arthritis de M. Bazin ne se distingue point assez de
l'ancienne arthritis (goutte et rhumatisme) ; car enfin les
diathèses rhumatismales et goutteuses jouent le principal
rôle dans les divers phénomènes morbides qui constituent
les quatre périodes de M. Bazin.

M. Guéneau de Mussy [1] s'exprime ainsi : « L'arthritisme a pour type l'attaque de goutte franche ; mais, chez
les goutteux et dans leur race, on voit alterner ou coïncider
avec cette manifestation typique des accidents très-divers,
comme les névroses, l'hypochondrie, l'asthme, les névralgies à localisations diverses, la migraine, la gastralgie,

---

[1] *Clinique médicale*, t. I, p. 318.

l'hystérie, comme aussi les maladies du système tégumentaire. Il faut mettre au compte de l'arthritisme un grand nombre d'affections cutanées, beaucoup d'affections des membranes muqueuses, qui se traduisent par des catarrhes ou d'autres troubles fonctionnels de ces membranes ; des anomalies, des sécrétions qui expriment souvent des altérations profondes de la nutrition et peuvent aboutir à des productions morbides, comme les gravelles biliaires et urinaires. Enfin, comme conséquence ultime, l'arthritisme peut produire des néoplasies, des dégénérescences, des dyscrasies. La glycosurie et l'albuminurie lui sont souvent imputables ; les lésions cardiaques et vasculaires en sont fréquemment la conséquence et servent d'intermédiaires entre cette diathèse et d'autres lésions qui se rencontrent le plus souvent dans les races goutteuses, comme les hémorrhagies et les ramollissements du cerveau, les gangrènes par oblitération artérielle, etc. »

On voit, par l'exposé de l'arthritisme tel que le présentent ces deux maîtres, qu'il est difficile d'assigner une thérapeutique spéciale à un état constitutionnel aussi vaste.

Nous verrons successivement plusieurs affections qui sont liées à l'arthritisme et contre lesquelles la médication d'Aix est très-puissante.

Disons d'une manière générale que l'arthritisme se rencontre le plus souvent chez les natures atoniées, dont la circulation est endormie, dont les sécrétions, — mais surtout la sécrétion cutanée, s'exercent difficilement.

L'emploi interne et externe de nos eaux activant la cir-

culation, augmentant les sécrétions d'une manière progressive, est une médication toute naturelle de l'arthritisme.

II

DU RHUMATISME

> Quid petis ?... in te est remedium..
> in motu...
> ... Quære sudando...

Que pourrions-nous dire qui n'ait été publié sur l'heu ·
reuse action de nos eaux contre la diathèse rhumatismale.
Les plus anciennes monographies de nos thermes sont rem-
plies d'observations de rhumatismes guéris par l'usage de
nos bains.

Nous nous garderons d'entrer dans l'étude du rhumatisme ; il faudrait des volumes pour établir les variétés
classiques des douleurs qui se trouvent soulagées à Aix,
leurs relations avec telles ou telles diathèses, ainsi que
leurs complications.

Dans un de ses derniers ouvrages, où le patriotisme et
la science luttent de vigueur et de clarté, M. Durand-Fardel
s'exprime ainsi à propos du rhumatisme [1] : « Qu'il s'agisse

---

[1] Durand-Fardel, *Eaux minérales de la France mises en regard des
eaux d'Allemagne*, p. 13.

d'un individu de constitution torpide à faible réaction, ou lymphatique, ou scrofuleux, on aura recours à des eaux énergiques, soit sulfurées, actives, telles que... Aix, etc., etc.

« De semblables médications sont absolument contre-indiquées chez les rhumatisants névropathiques mobiles sujets aux douleurs viscérales. Il est indispensable de s'adresser à des eaux peu minéralisées ; il est même des cas qui se refusent à l'emploi des températures élevées. »

L'illustre inspecteur d'Hauterive (Vichy) n'avait pas connaissance de l'opinion de son confrère, M. l'inspecteur d'Aix, qui, après avoir décrit toutes les améliorations, tous les modes de traitement de l'établissement d'Aix, s'exprime ainsi [1] :

« Que la dyspepsie soit rhumatismale ou que le rhumatisme soit entretenu par la dyspepsie, le traitement devra se composer de douches tièdes avec massage, *sans maillot, sans port*, de bains de piscine avec natation... Tous les névropathiques rentrent dans ces conditions de traitement, toutes les maladies du système abdominal et utérin, les hémorroïdaires.

« Comme on le voit, le traitement thermal d'Aix peut s'appliquer à tous les degrés du rhumatisme. »

Nous ne pouvons que confirmer ces indications ; car nous avons nous-mêmes toujours suivi cette pratique, dont nous n'avons qu'à nous louer. Nous pourrions détailler ici des observations par centaines ; mais qu'importe le

---

[1] Dr Vidal, *Aix en 1867*, p. 41.

récit d'observations connues et appréciées par un public de malades?

Souvent nous avons entendu le reproche fait à la médication clairement exposée par notre confrère : *douches tièdes avec massage, sans port, sans maillot.* Ceux qui peuvent regretter que la vieille médication diaphorétique d'Aix ne soit pas employée, *toujours* et *dans tous les cas*, oublient toutes les variétés de ces manifestations pathologiques rapportées aux rhumatismes, qui constituent un ensemble d'affections douloureuses des muscles, des nerfs, des articulations, des tissus séro-fibreux et de la plupart des viscères. Certainement la médication d'Aix et l'application de ses eaux n'ont point changé. Nous suivons les lois cliniques basées sur l'observation de ceux qui nous ont précédés ; mais la variété des affections adressées à Aix s'est accrue ; nous avons pu et dû adapter notre médication au soulagement d'un plus grand nombre de manifestations morbides, et si les indications de M. Durand-Fardel sont justes et exactes pour la médication d'Aix d'il y a trente ans, elles ne le sont plus aujourd'hui, où nous pouvons mitiger nos eaux, en abaisser la température et en diminuer la tension minérale.

Notre expérience nous a appris à traiter, avec un succès certain :

1° Les rhumatismes torpides, de nature lymphatique ou scrofuleuse avec constitution normale, par les douches, les massages et le maillot d'Aix ;

2° Les rhumatismes compliqués de névralgies, avec

constitution névropathique, avec métastases viscérales, par de simples bains ou piscines, par des douches légères quelques fois à la température du corps, souvent même inférieures (atonie, anémie) ;

3° Les rhumatismes compliqués d'herpétisme, par les bains plus minéralisés de Marlioz et par l'eau de Challes.

Dans ces deux derniers cas, le malade obtient lui-même par une marche de quelques minutes la réaction qu'il peut aider par la boisson excitante.

On ne fera jamais fausse route quand on connaîtra bien l'entité du rhumatisme que l'on doit traiter, ainsi que ses complications.

Nous verrons plus tard quel profit on peut tirer de la médication dans les affections articulaires, chez lesquelles le rhumatisme joue aussi un grand rôle.

Nous avons présenté, il y a quelques années, à la Société de chirurgie, l'observation d'un cas de tétanos traumatique rhumatismal qui fût guéri par notre médication balnéaire d'Aix.

Il nous semble que les pathologistes n'ont pas dit leur dernier mot sur la nature du tétanos et sur ses rapports avec le rhumatisme.

Pour nous, nous voyons dans le tétanos une exagération extrême de tous les phénomènes qui constituent le rhumatisme. Aussi, reproduirons-nous ici cette observation [1].

[1] *Union médicale* du 26 octobre 1869 ; *Montpellier médical* de décembre 1869.

**Observation de Tétanos traumatique et rhumatismal
traité avec succès par les applications balnéaires des eaux d'Aix
en Savoie.**

Le 29 juillet 1869, je fus mandé auprès du nommé Simon, jardinier-cultivateur, âgé de vingt-trois ans, demeurant à Aix-les-Bains. Je trouvai cet homme étendu dans un lit, sur lequel il n'appuyait que par les membres inférieurs et par le sommet de la tête. Tout l'appareil musculaire était dans un état de contraction générale. Les muscles mimiques de la face, contractés simultanément; les temporaux et les masséters formant une saillie considérable; les yeux enfoncés dans l'orbite et immobiles; le frontal énergiquement plissé; la teinte *asphyxique* très-accentuée, et les lèvres laissant, par leur froncement, voir les dents fortement serrées; — tout cet ensemble donnait au faciès de ce malheureux un aspect effrayant et des plus caractéristiques.

Ajoutons que le thorax, serré comme dans un étau[1], ne manifestait aucun phénomène de la respiration. La tête immobilisée et rétractée en arrière par l'action convulsive des muscles de la nuque; le corps courbé en arrière; l'abdomen tendu et très-dur; les membres inférieurs complétement rigides présentaient des symptômes qui ne permettaient pas le moindre doute sur l'existence d'un opisthotonos des plus intenses.

Les bras seuls jouissaient de la faculté de se mouvoir, et le malade s'en servait pour indiquer à l'épigastre une sensation de douleur très-vive.

Il avait conservé l'intégrité de ses sens et avait conscience de son état. La peau était recouverte d'une sueur abondante.

[1] Expression très-juste de Waston.

Le pouls était petit, fréquent, la température était très-élevée ;
le malade urinait régulièrement tous les soirs une fois ; mais
il n'avait pas eu de selle depuis le 23 et n'avait pas dormi une
seconde.

En présence de ces symptômes, le diagnostic était facile,
l'affection d'une évidence palpable, et je n'eus pas de peine à
éloigner toutes les idées d'hydrophobie, de spasmes traumatiques, de méningite cérébro-spinale, d'épilepsie ou d'empoisonnement par la strychnine, idées qui m'obsédaient de prime
abord.

Il restait à rechercher la cause d'un pareil état.

Or, voici ce que le frère du malade nous apprit.

Le 9 juillet, Simon, qui est gaucher, s'était, en moissonnant,
coupé l'extrémité du pouce droit. La plaie avait un demi-cen-
timètre de profondeur et un centimètre d'étendue ; l'ongle
avait été coupé dans son tiers interne. Cette plaie occasionna,
durant une heure, un écoulement assez abondant de sang. Simon
s'appliqua un léger bandage et sans s'inquiéter de cet accident
il se remit à son travail ; mais, trois heures après, une douleur très-vive s'irradiait dans tout le bras, avec un sentiment
de pesanteur du membre ; un pansement régulier et approprié
fut fait. La douleur alla en décroissant pendant quatre ou cinq
jours, et il reprit alors son travail avec la main gauche ; neuf
jours après, il se servait de ses deux mains.

Le 23 juillet, Simon, étant en sueur, descendit dans une
cave très-froide pour y travailler une demi-heure. Trois ou
quatre heures plus tard, il éprouvait à la région auriculo-
temporale gauche une sensation de froid et de douleur telle
qu'il pouvait à peine parler. Depuis ce moment, les accidents
tétaniques se succédèrent avec une rapidité extrême. D'abord
le trismus, puis la contraction des muscles de la nuque, puis
ceux du dos et des lombes, ceux de la partie antérieure du
corps, enfin ceux des membres inférieurs. Dès le début, le malade avait été soumis à une abondante diaphorèse, au moyen

des fumigations de sureau, et à une révulsion cutanée par l'application de plusieurs mouches de Milan.

C'était bien là, à coup sûr, un vrai cas de tétanos *traumatique et rhumatismal* tout à la fois, qui reconnaissait pour cause prédisposante la blessure du doigt, et comme cause déterminante le refroidissement subit[1]. La cicatrisation était complète, ce qui rendait le cas plus intéressant, puisqu'on ne connaît que peu de cas de ce genre[2]. La maladie datait de cinq jours quand je fus appelé; la température très-élevée ne pouvant qu'exagérer les symptômes et précipiter l'asphyxie; je songeai de suite à un traitement balnéaire, si facile à Aix.

Nous commençâmes par un bain de vapeur très-concentré; mais à peine sur le seuil du cabinet de vapeur, dit l'*Enfer*, Simon faillit tomber en défaillance. On le transporta de suite dans un cabinet de douches tempérées. Quatre hommes suffisaient à peine pour équilibrer le pauvre patient, dont ils comparaient justement la raideur à une barre de fer.

Pendant que deux doucheurs habiles et expérimentés le douchaient avec l'eau à la température de 37°, et sous une projection d'au moins douze mètres de hauteur, je massais vivement les parties supérieures et postérieures du cou, espérant obtenir ainsi une action réflexe sur les nerfs pharyngiens et réveiller la contractilité des muscles de la déglutition.

Après cette première opération, je dirigeai mes deux doucheurs, qui, tout en arrosant le patient, massaient vigoureusement la poitrine et l'abdomen en simulant la respiration artificielle. Les pressions et les malaxations portaient successivement sur les grands droits, les obliques, les transverses abdominaux et le diaphragme à ses points d'intersection. Nous retournâmes douloureusement Simon sur le ventre et alors nous

---

[1] Bardeleben a déjà d'ailleurs formulé ce rapport de la blessure, cause prédisposante, et du refroidissement, cause déterminante du tétanos.
[2] Ceux cités par Cooper et Nélaton.

reprîmes le même exercice sur la partie postérieure, massant fortement les muscles lombaires, tout en douchant de même le long des apophyses épineuses des vertèbres lombaires et dorsales, ainsi que les membres inférieurs.

Cette première opération, qui ne dura pas moins d'une demi-heure, fut pour moi décourageante, n'ayant obtenu qu'un peu de détente à la nuque. Les membres supérieurs, indemnes jusqu'ici, se contractèrent dans la journée du 30, et des spasmes réflexes toniques se déclarèrent avec une durée de six à huit minutes par accès. Dès lors, la moindre excitation, le moindre bruit, le moindre effort, réveillaient des paroxysmes.

Malgré cette aggravation, je répétai la même opération vers les huit heures du soir, et j'eus la satisfaction d'obtenir une détente bien minime des muscles des régions cervicales et abdominales. Je fis prier M. le docteur Vidal de venir constater ce premier résultat, et, de concert, nous décidâmes de laisser durant la nuit le malade étendu sur un canapé-lit dans une piscine pleine d'eau à 36° [1]. Il y resta huit heures sans trop souffrir. Mais le pouls ayant baissé, nous renonçâmes au bain prolongé, craignant une trop grande débilitation. Nous nous bornâmes alors à la douche et au massage répétés trois fois par jour : à deux heures, à dix heures du matin et à neuf heures du soir. Les doucheurs déployaient un zèle et une activité peu ordinaires; mais ils commençaient sinon à se lasser, du moins à désespérer.

Ce ne fut que le 5 août au matin que je pus leur montrer un petit mouvement de flexion de la tête et parvenir à *introduire entre les dents une lamelle de bois*. Dès ce moment, le malade put boire du bouillon auquel, suivant la méthode anglaise, j'associai deux verres de vin par jour.

Sans entrer dans les détails journaliers et uniformes de notre traitement, nous arrivons au 13 août avec une détente

[1] Comme opérait Bajon avec un certain succès.

progressive des muscles cervicaux et des maxillaires, et de ceux de la mâchoire inférieure.

Mais Simon ne dormait toujours point et n'avait pas eu de selles. Les lavements restant impuissants, et la déglutition étant devenue possible, je prescrivis deux jours de suite une limonade Roger. La seconde bouteille détermina deux selles abondantes, et le soir même Simon dormit une demi-heure.

Une éruption, la *poussée* des eaux sulfureuses, s'était fait jour, et d'une façon très-prononcée. Dès cette époque, le malade fut sauvé. En effet, nous vîmes successivement survenir toutes les rectifications de l'appareil musculaire. Le 22 août, Simon ne conservait plus qu'un peu de trismus et de rigidité dans les muscles expirateurs et inspirateurs. Ce même jour, il vint à pied à l'établissement pour y prendre une de ces douches auxquelles il a justement voué un culte et une reconnaissance sincères. La guérison s'est complétée ultérieurement. Simon a fait toute la campagne de Prusse ; ses cheveux, blanchis durant la maladie, ont repris leur couleur primitive.

Que dois-je conclure de cette observation ? Simon a-t-il échappé à une asphyxie imminente, grâce au massage et à la douche, ou grâce à la propriété particulièrement révulsive et excitante des eaux sulfureuses thermales ? Peu importe l'explication, l'effet est le même ; il est évident que le massage combiné avec la douche d'une eau sulfureuse à 36° et 38° a pu produire une excitation des extrémités terminales des nerfs, que cette excitation, transmise aux centres nerveux et de là au système tout entier, a pu activer le rétablissement des fonctions musculaires.

Je crois aussi qu'il faut beaucoup tenir compte de la thermalité élevée et de son action excitatrice prolongée sur le tégument externe, pour ramener à son type normal la faculté excito-motrice de la moelle épinière, que l'influence morbide a exagérée.

En effet, dans le cours de ce traitement énergique, j'ai tenté

plusieurs fois la douche écossaise ; mais, outre la douleur pro-
voquée par l'eau froide, je ramenais sûrement des spasmes réflexes sous forme de paroxysmes.

La crainte de ces paroxysmes m'a fait douter un peu de l'efficacité de la méthode indienne, qui consiste à donner l'opium à
haute dose, tout en employant l'hydrothérapie.

Notre mode de traitement, tout en étant rationnel, se rattache tout à la fois au système d'Ambroise Paré, qui mettait
ses tétaniques dans un **tas** de fumier ; à celui de Wrigth, qui
recommande la douche, mais froide ; enfin, à la méthode révulsive, employée à l'Hôtel-Dieu par Petit et en Angleterre par
William Tooms.

Nous serions heureux de rencontrer une nouvelle observation aussi heureuse qui pût aider à l'étude pathogénique
du tétanos. Les manifestations de congestion de la moelle
signalées chez quelques tétaniques par MM. Lockhart,
Clarke [1] et Joffroy [2] ne suffisent pas pour attribuer cette
terrible affection à la myélite.

Et, comme le dit le brillant et savant agrégé du dernier
concours de la Faculté de Paris [3], « l'expérimentation ne
peut donc nous être d'aucune utilité dans l'explication des
phénomènes tétaniques. » Les expériences de M. Létié-
vant [4], citées par M. Dieulafoy, ont un heureux résultat
pour l'étude thérapeutique du tétanos traumatique, mais
elles n'expliquent pas l'essence même du tétanos rhumatismal.

[1] On the pathologie of tetanus, *(Medico-chirurgic. Transact.*, t. XLVIII,
London, 1865.)
[2] *Comptes rendus de la Société de biologie*, 1840.
[3] Dieulafoy, thèse d'agrégation, 1875.
[4] *Traité des sections nerveuses*, 1875.

Rhumatisme articulaire. — Arthrites.

Le rhumatisme articulaire a été différemment étudié et
différemment nommé, suivant les phénomènes morbides
qu'il présente. Son étude comprend : l'*arthrite rhuma-*
toïde (Garrod) ; l'*arthrite sèche* (Deville) ; l'*arthrite*
déformante (Virchow) ; le *rhumatisme goutteux* (Tras -
tour ; le *rhumatisme noueux* (Trousseau) ; les *nodosités*
d'Héberden ; l'*arthrite ostéophytique* de M. Ollier, etc.

La plupart des auteurs repoussent aujourd'hui toute
relation intime entre le rhumatisme et la goutte.

« L'hématologie de ces deux affections, nettement faite
ces dernières années par Garrod, a démontré qu'un caractère de la plus haute importance sépare radicalement
ces deux maladies.

« En effet, le sang des goutteux contient une quantité
d'acide urique assez considérable pour qu'il soit possible
de charger de cristaux de cet acide un fil trempé dans une
petite quantité de sérum ou de sérosité de vésicatoires à
laquelle on ajoute quelques gouttes d'acide acétique.

« Rien de semblable ne s'observe, d'après le même auteur et d'après M. Charcot, dans le rhumatisme aigu ou
chronique [1]. »

Nous voici donc bien loin du rhumatisme goutteux, qui
expliquait si bien cette même entité pathologique, que

---

[1] Jules Chéron, *Traitement du rhumatisme articulaire par les cou-*
rants continus, p. 6.

Chomel et Requin attribuaient au rhumatisme et à la goutte. L'arthrite chronique, qui est la seule qui nous occupe, ne se présente jamais avec les mêmes conditions étiologiques. Malgré cette grande séparation établie par M. Garrod, entre le rhumatisme et la goutte, nous voyons tous les jours des arthrites se développer chez des personnes goutteuses ou tout au moins de familles goutteuses.

L'arthrite, comme le dit si bien M. Guéneau de Mussy, ou plutôt les arthrites chroniques (car il convient d'en distinguer plusieurs espèces), nous paraissent l'expression complexe de conditions pathogéniques multiples qui interviennent en proportions variables dans leur développement, et cette inégalité, dans la part de chaque coefficient, fait la variété des formes [1]. Une arthrite étant donnée, il est évident qu'elle présentera toutes les formes de la diathèse sur laquelle elle sera greffée.

Quelquefois, l'arthrite chronique succède au rhumatisme articulaire aigu ou survient sans antécédents ; mais, le plus souvent, elle suit une graduation de crises aiguës, qui, à la longue, produisent, dans cette articulation, les phénomènes morbides les plus bizarres. Parfois elle se substitue à une autre diathèse.

Nous soignons en ce moment, à quelques kilomètres d'Aix, un cas d'arthrite rhumatismale qui nous a présenté, dans son évolution, un phénomène de métissage diathésique [2] des plus curieux. B., âgé de vingt et un ans,

---

[1] *Leçons cliniques*, p. 261.
[2] Pidoux.

malgré les symptômes les plus évidents, malgré des antécédents d'hérédité tuberculeuse très-connus, fut enrôlé
comme soldat. Il passa six mois au camp. A son retour,
au mois d'avril, il eut une première crise de rhumatisme
articulaire aigu qui céda après deux septénaires. Depuis
lors, il a eu trois rechutes subaiguës de la même affection.
Les articulations scapulo-humérales sont tuméfiées, ainsi
que les articulations des genoux et les petites articulations.
L'affection reste stationnaire, le sujet étant très-lympha-
tique. Pour le moment, elle a tous les caractères de l'arthrite chronique. Dès le début des manifestations rhumatismales, les phénomènes de la tuberculose se sont enrayés ;
aussi nous n'avons employé aucune médication trop énergique, de crainte d'une répercussion sur l'organe pulmonaire.

Nous avions déjà rencontré ce phénomène chez deux autres malades qui, après avoir pour ainsi dire été rattachés
à la vie par cette complication, durant trois ou quatre
années, finirent par succomber à la fièvre hectique. Quelle
que soit la forme sous laquelle se présente l'arthrite chronique, les eaux d'Aix auront un plein succès, à moins
cependant qu'il ne reste dans l'articulation un point d'inflammation aiguë.

Les douches locales de vapeur sulfureuse, combinées
avec des bains ou des piscines au début du traitement,
plus tard, des douches en pluie très-ténue et à température
très-douce sur l'articulation malade, puis enfin le massage
des muscles condamnés au repos, ont produit un grand
nombre de guérisons complètes.

S'il est une affection qui demande beaucoup de temps pour le traitement, c'est bien certainement l'arthrite.

En effet, après quelques jours de traitement, le travail morbide et les douleurs semblent s'exaspérer. C'est alors le cas d'imposer un repos complet de plusieurs jours, après lesquels on pourra recommencer une seconde ou même une troisième cure. Si l'excitation se manifeste d'une manière générale sur tout l'organisme, on se bornera à la cure locale, facilitée par nos appareils de douches d'eau et de vapeur.

Observations d'arthrite rhumatismale
chez une jeune fille de dix-huit ans. — Quinze mois d'invasion.
Guérison complète.

M$_l^{le}$ H... nous fut adressée en mai 1872 par le Dr Salet, médecin des hôpitaux de Saint-Germain. Cette jeune fille est extrêmement lymphatique; assez bien réglée; pas d'antécédents héréditaires.

A la suite d'une fatigue excessive durant l'automne 1870, elle fut prise d'une très-vive douleur dans le genou gauche. Cette arthrodynie ne céda point aux applications sédatives, ni aux révulsifs employés. La douleur interne, nécessitant l'immobilité de l'article, on appliqua un bandage contentif. La douleur ne disparaissait point et était tellement intense qu'en touchant la jambe de Mlle H..., il survenait chez elle une crise hytériforme de larmes. L'état général étant des plus déplorables, notre confrère employa une médication tonique de fer et de quinine; il put ainsi combattre l'anémie et l'état névropathique.

L'électricité employée produisit une légère amélioration, mais elle ne put être tolérée longtemps. Notre confrère décida alors la famille à nous conduire la jeune fille, malgré la fatigue d'un aussi long voyage.

Lors de son arrivée on n'apercevait ni rougeur, ni gonflement. La douleur excessive de toute l'articulation et des nerfs voisins indiquait assez l'état rhumatismal lié à un état névro-hystérique. Pas de douleurs dans les articulations voisines, atrophie de la cuisse et du mollet. Mlle H..., après une quinzaine de bains très-courts, reprenait son appétit; l'état de nervosisme diminuait chaque jour. Nous prescrivîmes alors les douches très-légères et un massage très-doux des muscles de la cuisse et de la jambe. Malgré toute la délicatesse et tous les soins des doucheuses, nous dûmes suspendre la douche après une dizaine d'opérations, tellement l'appréhension du traitement était fatigante pour la jeune fille. La douleur était moins aiguë, mais l'immobilité était toujours complète. Nous appliquâmes alors les courants continus qui furent très-bien tolérés et qui facilitèrent quelques mouvements. Après une douzaine de séances très-courtes d'électricité, nous soumîmes tous les deux jours le membre malade à la douche locale de vapeur suivie d'un léger massage, en alternant par une séance de courants continus les jours de repos. Malgré les craquements très-fatigants, la malade gagnait tous les jours du mouvement; en un mois, elle put successivement abandonner sa chaise roulante, puis ses béquilles. Elle nous quittait les premiers jours de septembre, tout à fait remise.

Malgré une fièvre typhoïde très-grave, qui la remit au lit lors de sa rentrée dans sa famille, l'articulation conserva toute la souplesse et toute la force que notre traitement lui avait rendues, si bien qu'elle faisait ensuite 16 kilomètres à pied sans la moindre fatigue. Nous citons cette observation d'un cas très-simple et très-commun à nos thermes, parce qu'elle est une preuve que l'arthrite chronique peut envahir à tout âge et sans être précédée d'arthrites aiguës; et parce que l'état névropathique dominait.

L'arthrite, dans ce cas, s'est limitée à ce degré, parce qu'elle n'a rencontré qu'un état lymphatico-rhumatismal et parce que le traitement interne, sagement dirigé dès le début, a lutté contre l'anémie et l'état cachectique. Sans cela, nous aurions eu les suppurations profondes, les désorganisations cartilagineuses, etc., etc.

On voit aussi par cette observation que l'on ne peut préciser la durée d'une cure. Durant les quatre mois que notre malade a dû passer auprès de nous, elle a subi une soixantaine d'opérations balnéaires et une trentaine de séances de courants continus.

Arthrite sèche. — Arthrite ostéophytique [1].

Cette arthrite se trouve très-heureusement traitée par nos douches avec massage et surtout par nos vapeurs naturelles également suivies de massages. Selon M. Ollier, l'arthrite ostéophytique dépend d'un état morbide spécial. Nous l'avons très-souvent rencontrée chez des malades qui avaient habité des pays brumeux, — d'autres accusaient d'anciens rhumatismes, ou des rhumatismes blennorrhagiques. Les ostéophytes ne sont presque pas accompagnés de douleurs; on les reconnaît à leur crépitation

[1] De M. le professeur Ollier, de Lyon (thèse de Louis Perrier, interne de Lyon, 1862).

toute particulière, semblable au craquement que produit un
sac rempli de coquilles de noix. Il n'est pas toujours facile
de diagnostiquer les bourgeons *ostéophytes* de M. Ollier.
— S'ils sont intra-articulaires, ils produisent autour de
l'articulation une déformation qui a fait nommer cette affection *arthrite déformante* [1], qu'il ne faut pas confondre
avec le *rhumatisme noueux* décrit par Haygarth en
1805 et qui envahit les petits articles en s'accompagnant
de très-vives douleurs qui augmentent durant la nuit.

L'arthrite ostéophytique présente beaucoup d'analogies
avec les *concrétions tophacées* de la goutte; mais alors
on a comme base du diagnostic les *urates de soude*. Les
ostéophytes peuvent s'étendre, limiter les mouvements
articulaires et produire l'ankylose ; ce dernier accident
survient cependant rarement, surtout depuis que la pratique repousse l'immobilité des membres, si préconisée il
y a quelques années.

Ces cas d'arthrite sont très-fréquents à Aix. Nous arrivons sinon à les guérir, du moins à en arrêter la progression. — Les douches de vapeur, les massages bien
faits combattent d'autant mieux les ostéophytes que,
le plus souvent, on peut agir énergiquement, cette affection attaquant spécialement les hommes encore jeunes et
robustes. Comme médication interne, nous employons l'eau
de Challes additionnée d'iodure de potassium à très-hautes
doses.

---

[1] Niemeyer.

III

TUMEUR BLANCHE

La tumeur blanche se rapporte à un grand nombre d'affections articulaires dont l'analogie est basée sur la désorganisation même des éléments de l'articulation. Il est évident que cette désorganisation, arrivée à une certaine période, ne trouvera pas plus de soulagement dans la médication sulfureuse que dans aucune autre. — Si les malades sont d'ailleurs déjà épuisés par de longues suppurations, ils ne pourront pas supporter le traitement. Mais si au contraire l'ostéite péri-articulaire est à son début, la douche en pluie comme la douche de vapeur seront très-utiles ; en activant la circulation capillaire, elles empêchent la dénudation des os.

Sous l'influence de nos eaux, les os dénudés s'éliminent à travers les fistules, la suppuration devient meilleure et souvent la cicatrisation et ankylose surviennent après deux ou trois traitements, grâce à l'action locale détersive et cicatrisante propre aux eaux sulfureuses, grâce à leur action générale tonique et reconstituante. Plusieurs de nos devanciers ont publié de nombreuses cures de tumeurs blanches.

Nous ne nous étendrons pas sur cette affection qui,

pour nous, n'est le plus souvent que la manifestation
d'un état général scrofuleux ou *tuberculeux* des plus
désespérés.

IV

NÉVRALGIES

... Dicam
Non est cardiacus...
Hic æger...
(HORAT., *Sat.*, III.)

Les névralgies que nous avons le plus souvent à traiter
à Aix sont celles des nerfs de la vie de relations. Quant
aux viscéralgies, nous n'avons une action contre elles que
lorsqu'elles dépendent d'une affection diathésique susceptible d'être traitée par nos eaux. — On comprend aisément les succès que nous obtenons dans le traitement des
névralgies, quand on calcule que la majeure partie de ces
affections est produite par un vice de la fonction cutanée.

Les névralgies dans lesquelles nous avons pu constater
la plus grande efficacité des eaux sont celles des nerfs
brachiaux intercostaux et sciatiques.

Si la douleur est à l'état aigu lors de l'arrivée du malade, nous préférons l'usage du bain de vapeur, qui agit
très-activement sur la fonction cutanée, et qui a une répercussion bien moins forte sur le système nerveux.

Nous prescrivons la grande douche dans ces cas torpides et atoniques où les névralgies très-invétérées demandent de fortes réactions.

Chez les sujets très-affaiblis, le simple bain de piscine réussit très-bien, et nous voyons chaque année de nombreux cas de sciatique disparaître, après de simples bains sulfureux, qui suffisent par leur excitation minérale à activer et à régulariser les fonctions du système cutané.

Si la douleur est de vieille date, si l'immobilité forcée du membre a produit l'atrophie, notre traitement sera plus long ; — car alors nous avons d'abord à combattre l'*élément douleur*, puis ensuite à réparer les désordres causés par la maladie. Ce dernier résultat s'obtient très-aisément par un traitement de douches et de massages combinés avec les courants continus.

Dans les névralgies, comme dans les rhumatismes, comme d'ailleurs dans la plupart des affections traitées par nos eaux, il y a recrudescence de douleurs durant les premiers jours du traitement. Souvent même la douleur n'est calmée que longtemps après. L'histoire de nos thermes compte presque autant de névralgies guéries à Aix que de rhumatismes de tout genre. Nous pouvons établir que les neuf dixièmes des sciatiques que nous avons eu à traiter ici sont guéris ou tout au moins considérablement soulagés, sinon après une première saison, du moins après une deuxième, ou une troisième. Parmi les différentes sciatiques, il en est une espèce beaucoup plus fréquente qu'on ne le pense, c'est la sciatique secondaire syphilitique.

M. Alfred Fournier [1] a observé qu'elle n'affectait presque jamais le nerf dans toute sa distribution, qu'elle ne descendait guère au-dessous du genou. Nous avons reconnu ce symptôme de la sciatique partielle dans trois sciatiques constatées syphilitiques.

Mais ce n'est point là, comme le dit le savant professeur, un élément clinique suffisant pour le diagnostic.

Dès que l'on peut supposer l'élément spécifique, on appliquera la médication d'Aix avec un double succès, car alors elle combat la manifestation locale et facilite la tolérance de la médication spécifique.

Observation de Névralgie sciatique.
Dix séances d'électrisation, douze douches et quatre bains.
Succès.

M. B..., âgé de trente-deux ans, d'une forte constitution, d'un tempérament bilieux, souffre depuis trois années d'une affection qui occupe tout le membre inférieur droit. Il en attribue la cause aux campements et aux difficultés de la vie militaire. Il nous arrivait le 23 mai 1873, après avoir subi, sans aucun résultat, un traitement pénible de douches de bains de vapeur artificielle, l'application du marteau de Mayor, les révulsifs, etc., etc. La douleur est continue, avec des sentiments d'acuïté sur le trajet du nerf sciatique, que le malade décrit sous sa main.

Au niveau du grand trochanter et de la malléole externe, la pression détermine une douleur des plus aiguës. La flexion et l'extension de la jambe sont douloureuses, la marche et la

---

[1] *Leçons sur la syphilis*, p. 776, 1873.

station sur le pied droit sont impossibles : pas de mouvements pyrétiques. La douleur ne disparaît jamais complétement; aussi l'insomnie a-t-elle déjà beaucoup affaibli et amaigri le malade.

Nous soumettons M. B... à une série de douches. Après la deuxième douche, exaspération de la douleur. Nous continuons cependant la même médication en l'alternant par des séances de courants continus, un excitateur étant placé sur l'origine du sciatique, l'autre étant appliqué sur les muscles correspondants. Ce traitement dura trente et un jours, après lesquels le malade partit guéri. Depuis lors, il n'a jamais ressenti la moindre récidive.

Nous pourrions retracer l'histoire d'un grand nombre de sciatiques heureusement traitées à Aix, et par la médication thermale seule, et par la double médication électro-thermale.

MM. Forestier, Despine, etc., en ont publié bien des cas fort intéressants.

V

GOUTTE

> Contre la goutte il faut employer les eaux sulfureuses quand la peau ne fonctionne pas (GARROD, p. 550).
>
> La goutte est un ennemi avec lequel il faut savoir vivre et même caresser.
>
> (QUISSAC, *De la Goutte et des Eaux minérales.)*

Nous admettons ce dernier axiome, reconnu par la plupart des médecins et formulé par le professeur de Montpellier pour la goutte, en tant que diathèse; mais il n'en est plus ainsi pour les accidents qu'elle peut produire. Il suffit de passer en revue les principales manifestations de la goutte pour comprendre que nous pouvons les combattre.

Nous suivrons M. Quissac dans l'étude des manifestations qui accompagnent ou suivent la goutte.

La goutte est une diathèse qui donne lieu à des mouvement fluxionnaires qui se portent de préférence sur les petites articulations et notamment sur les articulations des doigts et des orteils, du gros orteil surtout, avec le métacarpien.

Mais la goutte peut atteindre toutes les autres articulations, soit grandes, soit petites; elle peut affecter les muscles, et notamment le sacro-spinal à son origine, les muscles du pied, de la jambe, de la cuisse, de la mâchoire, etc.

La goutte n'est point rare sur le nerf sciatique, ni sur le nerf crural, et la névralgie faciale, la migraine sont souvent sous sa dépendance. Nous devons encore rapporter à la goutte externe diverses maladies des yeux, telles que certaines ophthalmies et certaines glaucomes.

« Les hémorrhoïdes sont fréquemment liées à la diathèse goutteuse [1]. »

L'angine se prolongeant plus ou moins dans le larynx ou vers l'œsophage est encore observée dans la goutte.

Les écoulements blennorrhagiques ou leucorrhéiques coïncident ou alternent avec les douleurs goutteuses des

---

[1] Quissac, *De la Goutte et des Eaux minérales.*

articulations. Cette lésion peut s'étendre depuis la simple gène des mouvements articulaires jusqu'à l'ankylose complète.

La douleur goutteuse frappe souvent les muscles ; il s'en suit une contraction involontaire, et consécutivement leur rétraction ; dès lors l'articulation ne fonctionne plus.

Mais, comme chaque fois qu'une articulation n'exécute pas ses mouvements elle s'irrite, la lymphe plastique s'épanche, se dessèche et finit par se transformer en cartilage très-dur, par le fait de la spécialité de la goutte de produire des sels terreux.

D'autres fois, l'immobilité de l'articulation survient rapidement par la production des matières tophacées qui entourent les articulations et empêchent les mouvements.

On voit dans Garrod des observations de productions tophacées donnant aux articulations un aspect monstrueux.

Nous en avons souvent rencontré dans notre pratique qui avaient atteint un développement énorme.

Nous avons dû, en 1873, extraire une concrétion tophacée qui s'était localisée au coude d'un de nos clients essentiellement goutteux. Du volume et de la forme d'une amande, cette production jouait le rôle d'un corps étranger et produisait une inflammation douloureuse et gênante pour les mouvements articulaires.

Les manifestations extérieures de la goutte ne sont pas les seules qui doivent nous occuper. Nous citerons plus loin une observation de colique goutteuse traitée avec succès par nos eaux. Nous avons aussi observé des dyspnées goutteuses que soulageait beaucoup notre médication, dont nous indiquerons l'action dans les affections des voies respiratoires, dans l'asthme, et surtout dans l'asthme nerveux, qui, le plus souvent, est lié à la goutte. »

Le symptôme que l'on rencontre invariablement chez les goutteux est une sensibilité, une crainte excessive du froid, une sécheresse de la peau, avec atonie excessive de ses fonctions. C'est contre cette perturbation physiologique de la peau que nous agissons par nos bains, nos douches, nos vapeurs et nos massages. Il ne faut surtout pas hâter le traitement et ne pas se contenter d'une transpiration factice, forcée; il faut un traitement combiné d'opérations très-répétées, mais courtes, afin de donner à l'économie l'habitude de la fonction cutanée, et afin de ne pas apporter une perturbation qui pourrait produire une répercussion de la diathèse sur un organe intéressant.

La transpiration lente, insensible, que nous obtenons par notre médication, doit être d'une grande utilité dans toutes les affections goutteuses ; car, si la goutte était appelée *morbus dominorum* par les anciens, si toujours on l'appelle la maladie des riches, c'est parce qu'elle se présente le plus souvent dans une classe qui arrive à se priver de toute activité physiologique, mais surtout de l'activité cutanée.

Barthez reconnaissait aux eaux sulfureuses une propriété anti-goutteuse : « Le soufre est un excitant spécifique de la peau et des membranes muqueuses; par son action sur la peau, il augmente la transpiration insensible, si importante pour tous les individus en général et pour les goutteux en particulier ; par son action sur certaines muqueuses, il peut modifier leurs conditions pathologiques [1]. »

L'eau sulfureuse appliquée en bains, en douches, et même en boissons, quand il y a tolérance, combat très-bien les accidents goutteux.

Guérissons-nous la diathèse goutteuse ?

Nous répondrons encore, avec M. Quissac et avec Barthez, qu'en raison de l'action de nos eaux, cette diathèse sera moins puissante et restera plus longtemps sans donner lieu à de nouvelles manifestations morbides.

Souvent la goutte ne se manifeste qu'à la suite des conditions particulières d'atonie générale ou d'épuisement, chez des natures affaiblies par quelque traumatisme ; l'indication n'est pas alors d'attaquer le principe goutteux corps à corps, mais bien de rendre à l'économie son état normal. La circulation et les sécrétions ayant repris leur première force, la diathèse ne pourra pas se manifester.

Les accidents goutteux que nous avons le plus souvent traités avec succès sont les manifestations articulaires chroniques. Nous ne répéterons pas ce que nous avons dit pour l'arthrite ostéophytique ; il existe une très-grande analogie entre les arthrites rhumatismales et goutteuses dans leur action gênante et déformante comme dans leurs indications thérapeutiques.

Les douches, mais surtout les vapeurs locales, amènent souvent la résorption des matières tophacées, et en em-

[1] Barthez, *Traité de la goutte.*

pêchent la reproduction en rendant aux muscles et aux tendons leur souplesse normale.

Toujours heureux de prendre chez les autres des observations qui touchent à notre station, nous reproduisons l'observation suivante [1] :

Observation de sciatique goutteuse.
Guérison complète.

M..., âgé d'environ trente ans, d'un tempérament bilieux sanguin, d'une forte constitution, sujet à une goutte irrégulière, ennuyé de souffrir depuis plusieurs jours d'une douleur vive dans la région du tarse du côté droit, applique sur cette région un cataplasme de farine de lin à peu près froid.

Quelques heures plus tard, la douleur du pied a disparu, mais elle a été remplacée par une douleur vive à la région postérieure de la cuisse, dans la direction du nerf sciatique.

On cherche en vain à ramener la fluxion sur son siége primitif; tout est inutile. On en vient à une application de sang - sues sur le trajet du nerf sciatique, application que l'on fait suivre de celle de vésicatoires volants et, plus tard enfin, de celle de cautères sur la même région. On n'en est pas plus avancé. Le malade ne peut marcher qu'avec beaucoup de peine, soutenu par des béquilles. Les douleurs ne cessent pas dans le trajet du nerf; elles sont surtout très-vives dans les divers mouvements du membre.

On conseille les eaux salines de... Le malade s'y rend, y boit de l'eau, prend des bains et des douches. Séjour d'un mois, insuccès complet.

Même état pendant tout le temps qui s'écoule depuis lors

---

[1] Quissac, *De la Goutte et des Eaux minérales,* p. 120.

jusqu'au commencement de l'été de l'année suivante. Le malade se rend alors aux eaux sulfureuses d'Aix en Savoie, ne pouvant toujours marcher qu'au moyen de béquilles. Il y fait usage de l'eau en boisson, en bains, en douches. Une amélioration ne tarde pas à se montrer; elle fait des progrès rapides, et, après cinq semaines de traitement, M. a jeté ses béquilles et recouvré l'usage complet de son membre.

Une douzaine d'ans se sont écoulés depuis lors et la sciatique n'a pas reparu.

M... n'est pas toutefois guéri de la diathèse goutteuse, attendu que, de temps à autre, il éprouve tantôt des coliques intestinales, des crampes d'estomac, tantôt des palpitations de cœur avec anxiété dans la région de cet organe, tantôt des douleurs dans les articulations ou dans la région lombaire; mais ces divers symptômes, quoique fort incommodes, n'ont pas une durée qui dépasse quelques jours. Des soins bien administrés en viennent à bout. La santé, à ces accidents près, est, du reste, très-bonne.

On ne saurait donc, ce nous semble, se refuser à reconnaître, dans des cas pareils, la nécessité de recourir à un moyen semblable.

Observation de goutte intestinale, avec coliques et dévoiement, guérie par un traitement de vingt-cinq jours aux bains d'Aix.

Mlle H..., âgée de dix-neuf ans, arrivait à Aix au mois de mai 1872. Hérédité goutteuse bien constatée chez le père par son médecin habituel. Constitution délabrée par deux années de coliques chroniques très-douloureuses, accompagnées d'un dévoiement habituel. Gencives saignantes presque ulcérées.

Mlle H... eut, à plusieurs reprises, des ophthalmies, durant lesquelles l'affection intestinale semblait s'amender. Vainement on avait employé médications toniques, altérantes, astringentes, diète lactée, etc.

Ce qui nous frappait le plus dans l'examen de la malade était une sécheresse extrême de la peau, presque écailleuse et dure au toucher. Elle n'avait jamais pu transpirer. Nous soumîmes la malade à nos douches, puis à quelques bains de vapeur; enfin à des douches avec réaction par la marche.

Comme boisson, nous prescrivîmes l'eau de Saint-Simon coupée avec du lait.

Après peu de jours la peau fonctionnait sensiblement, la transpiration se produisait progressivement. Les coliques disparurent ainsi que le dévoiement. La malade nous quitta dans un état parfait.

Huit ou dix mois après son départ d'Aix, elle nous demandait notre avis pour venir traiter par nos eaux une légère douleur survenue brusquement à l'orteil, nous n'osâmes pas l'y encourager, préférant cette légère manifestation externe à l'affection primitive qui, évidemment, n'était qu'un phénomène de la goutte larvée de Barthez[1].

Nous pourrions établir, comme contre-indication du traitement hydro-thermal de l'état goutteux, comme de l'état rhumatismal, toutes les affections aiguës et inflammatoires; surtout celles du cœur ou de ses enveloppes, ou celels de ses aboutissants, les hémorrhagies goutteuses, les affections diabétiques, et enfin la période inflammatoire ou de douleurs et de gonflements pour les articulations frappées de goutte. Si le traitement vient à réveiller une crise aiguë, il faut le suspendre pendant quelques jours.

[1] *Traité des maladies goutteuses.*

Lorsque le malade arrive près de nous, sous une influence subaiguë, nous le soumettons de suite au traitement de vapeurs, qui est fort avantageusement toléré, et nous ne permettons les bains ou les douches qu'après la disparition des phénomènes aigus, qui cèdent très-vite aux vapeurs, sans sudation consécutive exagérée.

VI

MALADIES DE LA PEAU

> Les fortes minéralisations et les températures élevées sont donc contre-indiquées dans le traitement des maladies de la peau.
>
> (Durand-Fardel, *Eaux minérales de la France*, p. 30.)
>
> En général, nous pouvons poser comme règle que l'emploi des eaux modérément excitantes est indiqué.
>
> (Bazin, *Affections de la peau: les eaux minérales*, p. 384.)

Loin de nous la pensée de présenter nos eaux comme une panacée universelle de toutes les affections de la peau, mais on rencontre peu d'établissements où il soit aussi facile qu'à Aix de graduer la thermalité et la minéralisation des eaux et par conséquent leurs propriétés excitantes.

Le champ des maladies de la peau est immense ; chaque dermatologiste a laissé son nom à une classification. Nous ne les suivrons pas dans ces études différentielles. Nous

admettons, comme la plus claire, la classification que
M. Guibout, médecin de Saint-Louis, publiait l'an dernier
dans l'*Union médicale* :

1º Les *idiopathiques*, qui n'ont point de racine dans
l'économie ;

2º Les *parasitaires ;*

3º Les *symptomatiques*, dépendant de troubles passa-
gers ou durables.

La thérapeutique des maladies de la peau trouve dans
chacun de ces groupes ses indications particulières.

Pour nous, la médication sulfureuse a une action élective
sur les maladies idiopathiques de la peau ; elle agit alors
comme excitant et substitutif. Contrairement à quelques
hydrologues, qui accordent seulement au bain les propriétés curatives des affections cutanées, nous avons souvent trouvé dans la douche et dans la vapeur localisées sur
la partie malade, un remède souverain contre plusieurs de
ces affections.

Nos eaux, inutiles dans le *pemphigus,* peuvent très-
bien guérir le *prurigo* par leur action substitutive. Sous
leur influence, il se produit un érythème, une poussée
exagérée qui résout la maladie. L'*acné* est très-commune
parmi les affections cutanées que nous avons à traiter à
Aix. Les eaux agissent comme les pommades irritantes et
substitutives employées contre les formes d'acné, qui sont
dues à une inflammation des follicules *(acné simple, acné
rosacée* (couperose), *acné hypertrophique).*

Nous possédons surtout des observations d'acné sébacée et ponctuée, guéries par nos bains et nos pulvérisations. Sous cette influence, la vitalité de la peau est surexcitée ; la circulation générale, l'exsudation séreuse se régularisent, les glandules, stimulées par notre traitement, se vident de ces petits cylindres de matières excrétées, où le Dr Simon, de Berlin [1], avait retrouvé de un à vingt parasites *(entozoon folliculorum)*, appelés ensuite par le professeur Wilson [2], de Londres, *steatozoon folliculorum*, soit animal de la sécrétion sébacée, parasite décrit par Devergie.

L'*acné ponctuée* nous fait naturellement passer aux affections parasitaires, contre lesquelles nous n'avons qu'une action relative, sauf contre celles qui nous présentent, comme le *pityriasis*, un parasite tout à fait épidermique ; les bains seuls peuvent suffire alors. Mais, en pareil cas, nous dirigeons de préférence nos malades aux bains de Marlioz. Quant à la cachexie parasitaire, nous la traitons comme toutes les autres cachexies.

Si nos eaux ont une action assurée contre certaines affections idiopathiques et parasitaires de la peau, elles sont plus précieuses encore dans la thérapeutique des dermatoses qui dépendent d'un vice général que M. Bazin appelle la *dartre* ou l'*herpetis*.

Ici, en effet, elles agiront intra et extra, par leurs propriétés altérantes et dépuratives.

Nous employons Aix, Challes ou Marlioz, suivant la

[1] Mollers, *Archiv.* 1842.
[2] *Philosophical Transaction.* 1844.

tolérance, dans l'*eczéma humide*, dans l'*impetigo*; et alors nous prescrivons les bains tièdes, de façon à ne pas perdre la première propriété émolliente du bain ; l'eau diminue la sécrétion de la peau, tout en faisant disparaître les croûtes déjà produites.

Nous avons souvent eu recours aux vapeurs localisées contre les eczémas du cuir chevelu, et des oreilles, si fréquents chez les femmes. Nous avons tiré le meilleur parti de cette médication, la vapeur arrivant avec force par les tuyaux de humage pénètre à travers les cheveux et porte les principes médicamenteux sur la partie malade.

Nous l'employons aussi pour les eczémas de la face.

Il est une variété de *dermatoses sèches*, les *psoriasis*, qui se présente rarement à l'état aigu et inflammatoire. Aussi est-ce une des formes contre lesquelles nous sommes le mieux armés. Après peu de jours de traitement les squames tombent et les plaques perdent leur couleur rouge brunâtre.

Nous ne parlons ici, bien entendu, que des dermatoses liées à des états lymphatiques ou scrofuleux, car des individus forts et pléthoriques ne pourraient supporter le traitement stimulant et très-long de nos eaux.

Il faut souvent deux ou trois années de traitement pour remédier à ces états invétérés d'*herpetis*, qu'ils soient héréditaires ou acquis. On ne doit pas s'illusionner devant la disparition des symptômes, car le plus souvent on n'obtient qu'un sommeil de la maladie qui reparaîtra au premier printemps ou à la première irrégularité hygiénique. Mais on a déjà fait un grand pas en faisant disparaître, pour un

temps, ces manifestations si pénibles. La diathèse herpétique demande une médication sévère pour perdre la puissance productrice de ses manifestations ; aussi nous prescrivons à nos malades, durant leur traitement hydro-
thermal, la médication interne qui est indiquée *(arsénicale*
ou *ferrugineuse,* ou *dépurative,* ou *laxative, etc., etc.).*

VII

AFFECTIONS SYPHILITIQUES

Nos eaux sulfureuses ont une action bien connue contre
l'élément spécifique. Depuis Daquin, qui excluait l'emploi
de nos eaux dans les maladies vénériennes, épouvanté
qu'il était par les manifestations que produisait leur usage,
tous les médecins qui ont écrit sur nos thermes ont publié
des observations heureuses de ce genre d'affection. Mais il
est difficile, je dirai même impossible, de préciser cette action comme une loi mathématique. Les déductions sont
difficiles dans la thérapeutique d'une affection aux formes
si bizarres, si diverses, si imprévues, suivant les sujets in-
fectés.

Comment préciser, en effet, le *modus agendi* dans une
affection qui nous arrive ici le plus souvent à l'état latent
ou à un état très-invétéré,

En Allemagne, on emploie les eaux chlorurées sodiques, si abondantes, contre la syphilis.

En France et en Espagne, on applique de préférence les eaux sulfureuses thermales. En Espagne, on attribue même aux eaux de Murcie, de Carratraca, d'Archena, d'Arnédillo, d'Alhana, des propriétés antisyphilitiques.

Nous nous garderons de contredire des confrères aussi sincères que MM. les Drs Cortes, Princesse, Salgado, Herrera y Ruiz, etc.

Nous n'entrerons pas dans le conflit qui s'est établi au sujet de leurs rapports à la Société d'hydrologie.

Si tout notre art repose sur les observations, comme le disait le père de la médecine, nous ne pensons pas qu'on puisse établir une loi sur des observations de guérison de syphilis après deux ou trois ans de traitement, les manifestations ne reparaissant souvent qu'après bien des années. D'ailleurs, nous avons pu, à Aix même, voir des manifestations disparaître sous l'influence du seul traitement balnéaire, mais nous avons souvent cru devoir consolider les guérisons apparentes par la médication spécifique. Les eaux sulfureuses n'agissent pas d'une manière spécifique contre le virus syphilitique. Le mercure seul a le privilége d'atteindre ce virus, comme il atteint tant d'autres organismes vivants et pathologiques. Le traitement d'Aix agit par élimination, grâce à son action stimulante sur tout le système excréteur. Aidé de l'eau de Marlioz ou de l'eau de Challes, il devient un moyen dépuratif surtout dans les cas invétérés et rebelles se manifestant soit par des roséoles, des ulcérations, des plaques, etc., soit par des douleurs profondes ostéocopes, des caries, des gourmes, des sécrétions anormales et des lésions nerveuses. Depuis plus d'un siècle on observait que les eaux sulfureuses avaient la propriété de faire reparaître les syphilis latentes. En 1857, la Société d'hydrologie se saisit de cette question, elle nomma une commission composée de MM. Ricord, Fontan, Pidoux, Filhol, Lambron, pour se prononcer sur la question.

Cette commission conclut que : *Les eaux sulfureuses ravivent souvent les syphilis latentes ; qu'elles sont une pierre de touche qui constate si une affection syphilitique est, ou non, définitivement guérie.*

Depuis lors, dans toutes les stations thermales sulfureuses, des praticiens dignes de foi sont venus confirmer cette règle par les observations les plus sérieuses. MM. Davat, Despines, Vidal, Guilland, Forestier, Blanc, père et fils, Bertier, père et fils, etc., à Aix (Savoie) ; Flechles, à Karlsbad ; Reumont, Wetzlac, à Aix-la-Chapelle ; Fontan, à Bagnères-de-Luchon, Amsler, Robert, à Schinznach, etc., ont tous écrit d'intéressantes monographies et publié de nombreuses observations, qui font loi dans la science hydrologique.

Le Dr Hemmann, de Schinznach, appelle les eaux sulfureuses le *réactif* de la syphilis.

Après des noms faisant ainsi autorité dans la science hydrologique, basé d'ailleurs sur de nombreuses observations de notre pratique personnelle, nous ne pouvons qu'adhérer à cette loi formulée par la Société d'hydrologie.

Cependant nous ne lui accordons pas un caractère d'infaillibilité aussi complet que l'ont fait quelques observateurs. Tout en admettant la légitimité de l'appropriation des eaux minérales sulfureuses à ce point important du diagnostic, nous croyons, avec M. Durand-Fardel[1], que de rares exceptions peuvent se présenter, comme nous l'avons pu observer quelquefois, surtout quand on ne veut pas se soumettre à un traitement très-long. Dans ce cas, la durée d'une cure ne peut se limiter aux vingt et un jours passés à l'état de mode; il faut au contraire un traitement de longue haleine, gradué, interrompu, de façon à obtenir le double résultat d'excitations et de manifestations. L'état latent et larvé existe surtout chez les natures lymphatiques, strumeuses, qui manquent de l'énergie réactive. Nulle part on ne peut mieux trouver qu'à Aix les moyens de thermalité (depuis 12° jusqu'à 46°), de sulfuration (Aix, Marlioz, Challes), de massages, de douches et de vapeurs, pour réveiller les natures cachectiques et endormies. Une fois les manifestations bien établies, notre traitement met, par l'excitation générale, tous les organes en état d'absorber la médication spécifique et d'en tirer les meilleurs fruits.

Enfin, Aix agit très-activement contre le mercurialisme, qui souvent s'associe à la cachexie syphilitique, avec laquelle il a d'ailleurs une grande analogie. Nos eaux agissent contre la cachexie scrofuleuse ou syphilitique, et par élimination et par tonification.

L'élimination du mercure par l'emploi des sulfureux est

[1] Durand-Fardel, *Leçons à l'École pratique*, p. 138. 1874.

un fait acquis à la science. Le Dr Blanc a éclairci ce point dans une très-bonne thèse, où il a démontré l'élimination du mercure par la peau, pendant l'usage des sulfureux. Celle de l'élimination du mercure par les urines est reconnue par la plupart des médecins hydrologues.

Hemmann avait déjà retrouvé le mercure dans les selles de ses baigneurs mercurialisés.

Le plus célèbre hydrologue de France cite, comme stations les plus actives dans la cachexie syphilitique, Bourbonne, Balaruc, la Bourboule, Salins, Barrége, Luchon, Amélie, Bagnols. Pourquoi cette omission d'Aix en Savoie, quand, quelques lignes plus bas, il ajoute : « Quant à l'action manifestante de la syphilis larvée, elle peut s'obtenir près de toutes les eaux minérales à haute température et à minéralisation faible ou prononcée : mais elle *appartient surtout* aux sulfurées thermales[1] ? »

Aucun établissement n'a subi comme le nôtre les améliorations que réclament les progrès thérapeutiques. Nous avons pris à l'hydrothérapie de sages conseils, et, tout en conservant nos anciennes et merveilleuses douches d'*enfer* avec les sudations du maillot, nous pouvons traiter par des douches sulfureuses à température très-basses (comme à Marlioz) les natures étiolées et anémiées par la cachexie syphylitique ou le mercurialisme.

---

[1] Durand-Fardel, *Eaux minérales de la France*. 1872.

VIII

SCROFULES

Dans chacune des grandes diathèses, la thérapeutique s'occupe et du vice diathésique et de ses manifestations. Dans une de ses dernières leçons, le savant professeur de l'École pratique s'exprime ainsi [1] : « Les eaux sulfureuses sont salutaires aux scrofuleux par leurs qualités stimulantes et reconstituantes ; mais elles n'exercent point sur l'état scrofuleux d'action altérante spéciale. »

Si l'on cherche dans le soufre lui-même une action chimique capable de dénaturer le sang et les humeurs diverses, évidemment M. Durand-Fardel est dans le vrai ; mais nos eaux d'Aix, comme celles de Marlioz, renferment des substances (chlorures, iodure) qui, combinées avec le soufre, ont une action altérante très-manifeste. Nous avons toujours employé, et avec le plus grand succès, les eaux de Challes comme altérantes. Durant longtemps, nous attribuions cette propriété à l'iodure de potassium qu'elles contiennent, mais l'étude chimique plus approfondie de ces eaux nous a convaincus que cette propriété altérante si évidente, si souvent constatée, ne pouvait être attribuée à

---

[1] Durand-Fardel, *Les Eaux minérales et les Maladies chroniques*, p. 131. 1874.

là très-faible quantité d'iodure, mais à l'excès de sulfure de sodium anhydre et cristallisé qu'elles contiennent.

Les Allemands, très-riches en eaux chlorurées, ont reconnu à ces eaux des propriétés *altérantes anti-scrofuleuses*. Nous ne les discuterons pas : nous savons l'action du chlore versé sur le sang contenu dans un creuset; mais l'action d'une eau minérale ne réside pas toute dans la molécule chimique, plus ou moins abondante suivant telle ou telle analyse. Il ne faut pas oublier que le *modus agendi* dépend le plus souvent de *l'association* des divers principes chimiques comme de *l'application* de la médication hydro-minérale.

Si la saignée, dont l'action est toute mécanique, est considérée comme le premier des altérants, nous n'hésitons pas à ranger dans cette classe notre médication balnéothérapeutique. En admettant encore que les principes de nos eaux n'agissent pas comme modificateurs du sang et des humeurs, on est bien obligé de reconnaître que les douches, bains et piscines, les vapeurs, les massages, etc., ont une action directe sur la circulation, et surtout sur la circulation capillaire, ainsi que sur les sécrétions. Cette action stimulante ne devient-elle pas, par ce fait, altérante?

En thérapeutique, il faut savoir apprécier la variété des classifications, comme le disait Trousseau, et bien apprécier les qualités complexes des médicaments.

La diathèse scrofuleuse, comme le lymphatisme et le rachitisme, qui ne sont qu'un degré de la scrofule, seront rendus bien impuissants par notre traitement. En effet, sous son influence, la vitalité de la peau est augmentée, les systèmes musculaires et nerveux sont tonifiés, toutes les fonctions sont activées, et spécialement celles des vaisseaux et des ganglions lymphatiques.

Les manifestations de la scrofule trouvent dans les sulfurées sodiques une médication pour ainsi dire spécifique. En effet, le caractère type de ces manifestations est leur marche *chronique lente*. Notre médication générale, essentiellement reconstituante, sort les malades de cet état d'atonie, qui rendait toute médication interne inutile ; une fois ces conditions générales améliorées, la médication interne agit très-heureusement.

C'est ainsi que nous voyons chaque année s'améliorer des cachexies scrofuleuses complétement désespérées.

Parmi les nombreux cas de scrofulides guéris par nos eaux, nous ne ferons que rappeler deux cas de *lupus érythémateux* de la face et trois cas d'*impetigo rodens* du nez, que nos simples piscines, associées aux pulvérisations de Marlioz et à l'usage interne des eaux de Challes, eurent jugés en deux mois.

La proportion la plus nombreuse des affections scrofuleuses qui arrivent à nos eaux est représentée, par les manifestations de la diathèse sur les os et sur les articulations ; dans ce dernier cas, le mal a pu débuter ou dans les membranes synoviales ou dans l'épiphyse. Les parties entourant l'article sont tuméfiées, fongueuses ; on peut rencontrer alors tous les degrés, depuis le simple abcès jusqu'à la fistule multiple, depuis la simple gêne dans le mouvement de l'articulation jusqu'à la subluxation la plus complète.

L'affection coxo-fémorale est malheureusement la plus fréquente.

Nous ne reviendrons pas sur ce que nous avons dit sur les maladies articulaires en général ; nous ajouterons seulement que, compliquées du vice diathésique scrofuleux, ces maladies sont bien plus graves. Elles s'accompagnent souvent alors de caries, de nécroses, ou simplement d'ostéites ou de périostites et il se forme dans l'articulation des abcès et des fistules. Les douches, les vapeurs surtout, activent la granulation, le bourgeonnement des ulcères du tissu osseux, comme ceux du tissu fibro-musculaire ; ce bourgeonnement, en progressant, distend, élimine les séquestres, comme il élimine les corps étrangers. Aussi voyons-nous souvent cette élimination ne se produire que longtemps après la cure, qui cependant en était la cause première. Nous ne nous étendrons pas sur une affection dont les observations rempliraient à elles seules les annales de nos thermes.

M. Pétrequin a signalé les bons effets de nos eaux dans les ophtalmies scrofuleuses.

L'action altérante et reconstituante pourra se manifester, mais non pas guérir, dans le court espace de vingt et un jours, des états morbides aussi profonds, aussi enracinés que ceux de la scrofule. En pareils cas, nous nous élevons contre la limite du traitement, dépendant plus de la routine que des conseils médicaux.

5

IX

MALADIES DE L'APPAREIL RESPIRATOIRE

L'eczéma est l'analogue du catarrhe.
(NIÉMEYER.)

Il est des eaux minérales qui sont
véritablement électives des voies respiratoires et des maladies qui y ont leur
siége. — Ce sont les eaux sulfureuses.
(DURAND-FARDEL, Leçons pro-
fessées à l'École pratique,
p. 153. 1874.)

Grâce au développement que la médication moderne a
suivi à Marlioz comme à Aix; nous avons pu apprécier
que les affections chroniques de l'appareil respiratoire
étaient devenues très-nombreuses et étaient très-heureusement traitées à nos eaux.

Corysa chronique. — Ozène [1]

Nous avons eu souvent à soigner cette affection surtout
chez les enfants.

La muqueuse nasale et la muqueuse pharyngée se bour-

[1] Nous faisons rentrer les affections de la muqueuse nasale et pharyn-
gienne dans le cadre des affections des.organes respiratoires, ne nous basant point sur l'anatomie, mais sur l'homogénéité pathologique.

souflent, s'irritent, et il se produit une hypersécrétion impétigineuse intolérable. Le malade souffre peu ou point, mais il va quelquefois jusqu'à exhaler une odeur fatigante (punaisie).

Si cette affection est liée à un principe profond de scrofule ou de syphilis, elle peut devenir très-grave par l'altération des cartilages ou des os, mais le plus souvent elle n'est qu'une manifestation de lymphatisme ou d'herpétisme et alors notre traitement balnéaire l'aura bien vite jugée. L'eau très-sulfureuse de Marlioz, appliquée en douches nasales au moyen de nos merveilleux appareils, agit comme détersif et astringent. L'eau de Challes, prise en boisson modérée, agit comme dépuratif et altérant.

Enfin nos piscines et nos douches d'Aix agissent comme excitants généraux et nous arrivons facilement, en combinant cette triple médication, à guérir ces états pathologiques contre lesquels on avait vainement déployé tout l'arsenal pharmaceutique.

Pharyngite chronique (Clergyman's sore throat des Anglais et des Américains).
Angine glanduleuse de M. Guéneau de Mussy. — Granuleuse de Chomel. Folliculeuse d'autres auteurs

Cette affection est bien une des plus répandues aujourd'hui. De l'état aigu, la pharyngite passe à l'état chronique quand elle rencontre des conditions de terrain qui facili-

tent son évolution lente et progressive, telles que les diathèses. Chomel et M. Guéneau de Mussy attribuaient qua-
rante sur quarante-cinq affections du pharynx et du larynx
à la diathèse herpétique.

M. Pidoux reconnaît l'origine herpétique aux dix-neuf
vingtièmes de ces états morbides.

Nous avons pu constater l'exactitude de ces données
pathologiques. La plupart des malades souffrant de l'organe
respiratoire trouvent dans leurs souvenirs quelques manifestations herpétiques.

La cause la plus fréquente de ces affections après l'herpétisme est une diathèse rhumatismale ou une diathèse hé-
morrhoïdaire ; c'est du moins ce que nous avons pu
observer. Nous avons rencontré bien rarement la pharyngite essentielle ou idiopathique. Les causes générales une
fois établies, il suffit de préciser l'état local. Les lésions
sont très-visibles à l'inspection de l'isthme du gosier. La
luette, plus volumineuse, est allongée, les amygdales ne
sont pas toujours hypertrophiées; toute la muqueuse est
rouge, chagrinée par des granulations de toutes formes
autour desquelles sillonnent de petits vaisseaux variqueux ;
les malades éprouvent une gêne, ils ont de la toux sèche
brisée, que M. Gueneau de Mussy désigne par le nom anglais de *hem ;* souvent même la sensation de corps étrangers s'étend jusqu'aux trompes d'Eustache.

La parole étant fatigante, le malade répond par signes.

Cette affection est très-longue et très-difficile à guérir.

Nous verrons plus tard comment notre médication peut
agir avec succès.

Quand à la pharyngite syphilitique, nous la considérons avec le professeur Lasègue comme une syphilide de la muqueuse pharyngée, et partant nous la traitons ici comme les autres affections syphilitiques.

Laryngite chronique

Depuis les travaux de Mandl[1] et ceux de Ludwig Turck[2], depuis que le laryngoscope est devenu un instrument à la portée de tous, la laryngite est d'un diagnostic facile. On peut en effet apercevoir la muqueuse d'un rouge plus ou moins foncé depuis l'épiglotte jusqu'aux cordes vocales inférieures qui, elles-mêmes, ont perdu leur blancheur de nacre. Le plus souvent, la muqueuse et le tissu sous-muqueux sont hypérémiés, les follicules muqueux ont un aspect granuleux (laryngite granuleuse).

On peut facilement confondre les excroissances de l'épithélium vibratile avec des productions syphilitiques, mais, dans ce dernier cas, on peut ordinairement saisir des ulcérations qui ne ressemblent en rien aux ulcérations de la phthisie laryngée. La laryngite syphilitique n'est cependant pas toujours ulcéreuse sans préjudice de l'âge de la syphilis[3]. Si la syphilis est ulcérée, il est facile de reconnaître l'élément syphilitique à la forme irrégulière, à

---

[1] *Gazette des hôpitaux*, 1860-61-62.
[2] *Recherches cliniques sur les maladies de larynx*, 1862.
[3] Ferras, *De la laryngite syphilitique*, 1872.

la surface inégale, aux bords indurés de l'ulcération. Il faut néanmoins toujours interroger les phénomènes généraux, la marche de la maladie, l'expectoration, la fièvre hectique, l'altération de la voix. Une fois le diagnostic bien établi, il est aisé d'appliquer la médication thermale, plus ou moins riche en principes sulfureux (Aix ou Marlioz), suivant la tolérance de chaque malade. Nous rappellerons en passant les succès qu'on en a obtenus à l'hôpital Saint-Louis dans les affections syphilitiques des voies respiratoires par les pulvérisations de sulfure de sodium, succès constatés, qui serviraient à édifier sur l'importance du soufre, si les effets puissants de cet agent sur les muqueuses avaient besoin d'être exaltés [1].

Notre médication a toujours pour effet de réveiller les fonctions de la peau et de tonifier l'état général par l'absorption du principe sulfureux. Localement, les douches pulvérisées ou directes ont une action négative au début du traitement. Les symptômes congestifs paraissent s'exaspérer ; mais, après le troisième ou le quatrième jour, l'action astringente et cicatrisante se manifeste. Les hypersécrétions diminuent ainsi que l'irritation de la muqueuse. C'est alors que l'on pourra employer les traitements spéciaux, et les cautérisations indiquées. « Sous l'influence de l'action thermale, les médications générales et locales retrouvent une efficacité qu'elles n'avaient plus [2]. »

[1] Ferras, *De la Laryngite syphilitique*, p. 40.
[2] Durand-Fardel, *Maladies chroniques*,

Bronchite chronique

Quand le catarrhe descend plus profondément sur les bronches, la toux et la sécrétion augmentent. L'auscultation indique alors le plus ou moins de gravité, et, comme ces états sont très-longs dans leur durée et se modifient très-peu par la thérapeutique, les malades s'effrayent et s'imaginent qu'ils sont gravement atteints par la maladie réputée incurable. C'est alors que le médecin des eaux doit observer tous les symptômes pour rassurer son patient et pour le traiter suivant les indications.

La bronchite chronique, vulgairement nommée catarrhe (mot qui embrasse toutes les lésions de l'apppareil respiratoire), est d'un diagnostic facile : toux habituelle, surtout le matin, expectoration muqueuse tantôt abondante et fluide, quelquefois verdâtre, transparente et perlée. A l'auscultation, râle sous-crépitant, humide à la base postérieure des poumons ; pas de fièvre, sauf dans les cas de bronchite aiguë, se greffant sur un état chronique.

Cette affection serait bien simple, si elle ne se compliquait presque toujours d'emphysème pulmonaire. L'emphysème se reconnaît surtout par la dyspnée ; celle-ci a des recrudescences par la marche, la montée, l'air chargé de gaz ou de poussière ; à la percussion, exagération d'intensité du son ; à l'auscultation, bruit respiratoire peu sensible, expiration lente et prolongée, râle sous-crépitant très-perceptible dans la position horizontale. Pour nous, le diagnostic essentiel est de bien préciser s'il n'y a pas complication d'hypertrophie du cœur, avec lésion valvulaire, quelquefois même un commencement d'œdème partiel, puis ensuite de chercher, comme pour les affections précédentes, à quelle diathèse se rattache la bronchite.

Nos eaux d'Aix, de Marlioz ou de Challes (suivant la tolérance) ont une action très-utile contre ces catarrhes chroniques des personnes âgées affectées de goutte.

Depuis que l'on a, et à tort, beaucoup délaissé la médication des cautères, on rencontre souvent des malades qui emploient toute espèce de médicaments pour supprimer l'expectoration qui les fatigue. La fluxion qui résidait sur la muqueuse se répercute alors ou sur le parenchyme du poumon ou sur la plèvre, ce qui est bien plus grave.

La médication d'Aix et celle de Marlioz excitent au début les muqueuses respiratoires ; aussi voit-on l'expectoration augmenter pour diminuer ensuite *lentement* et progressivement, sans crainte d'une répercussion brusque.

Asthme

Cette affection, d'abord confondue avec toute dyspnée, a été ensuite classée par Trousseau parmi les névroses. M. G. Sée reconnaît dans l'asthme trois éléments [1] : 1° une

---

[1] *Nouveau Dictionnaire de médecine*, t. III. 1865.

dyspnée périodique, ordinairement réflexe, des muscles inspirateurs et surtout du diaphragme ;

2° Une exsudation bronchique, parfois prédominante (asthme catarrhal) ;

3° L'emphysème consécutif.

M. Trousseau signalait la goutte, le rhumatisme, les hémorrhoïdes, les affections herpétiques, comme offrant des manifestations qui alternent avec les accès d'asthme.

M. Guéneau de Mussy [1] présente l'asthme comme une manifestation arthritique liée à la goutte, comme la migraine. Le plus souvent, en effet, l'asthme est lié à l'arthritis.

Il nous est arrivé bien des fois d'obtenir chez les asthmatiques, par nos douches et nos étuves, une poussée de la peau qui se convertissait en vraie dartre.

Pendant que l'arthritis se localisait ainsi sur l'enveloppe cutanée, la névrose se calmait pour reparaître dès la disparition de la dartre.

Nous avons, entre autres cas, observé ce fait durant les trois derniers hivers chez un de nos confrères, atteint, depuis plusieurs années, d'un asthme nerveux dont les crises se reproduisaient très-fréquemment. Notre ami, avancé en âge, vint pour la première fois aux eaux d'Aix durant l'été de 1772. Le premier traitement ne se composa que d'inhalations, de boissons et de quelques douches révulsives sur les extrémités inférieures.

Durant l'hiver de 1872-73, la névrose reparut moins

---

[1] *Clinique médicale*, t. I, p. 325.

souvent, mais les douleurs goutteuses typiques apparurent aux orteils et aux chevilles. Préférant cette métastase moins angoissante, qui lui permettait de suivre ses malades, le Dr S. revint se soumettre à deux autres cures en 1873-1874. L'une et l'autre de ces deux cures produisirent un eczéma des jambes et des mains.

L'asthme qui, au début, survenait tous les trois ou quatre jours, ne revenait plus que tous les mois. C'était un pas vers la guérison. Nous engageâmes vainement notre ami à s'appliquer, comme le conseille Guéneau de Mussy [1], deux cautères sur les membres pour entretenir à l'extérieur ce mouvement fluxionnaire, il s'y refusa, et une bronchite se transforma en hydrothorax, comme cela arrive fatalement chez les goutteux à constitution délabrée.

Nous admettons pleinement pour l'asthme, l'opinion que M. Pidoux [2] avait émise aussi pour la phthisie pulmonaire, soit, que l'asthme est une manifestation de diathèse herpétique ou arthritique, que cette maladie ne s'amende que par un phénomène d'équivalence pathologique, c'est-à-dire quand on rappelle les maladies chroniques qui l'ont produite. Toute la thérapeutique consiste à conserver un équilibre inoffensif entre les métastases différentes, à ne pas les brusquer surtout, et enfin à se munir de force contre la maladie constitutionnelle.

Sous l'influence des inhalations d'Aix et de Marlioz, nous avons vu des accès d'asthme intense s'arrêter instantanément; cette sédation signalée dans toutes les monographies

---

[1] *Clinique médicale*, p. 517.
[2] Séance de la Société d'hydrologie du 18 janvier 1864.

spéciales des eaux sulfureuses est déjà un grand soulagement, sinon une guérison.

La connaissance de l'état diathésique rhumatismal, goutteux ou herpétique, donne l'indication de la plus ou moins
forte sulfhydration, comme de la plus ou moins haute
température (Aix ou Marlioz). Quelle que soit cette indication, le traitement doit être très-court les premiers jours,
si l'on veut éviter une métastase organique ou une congestion du poumon. Les inhalations, la boisson, les bains, les
douches légères, surtout sur les extrémités inférieures, ont
une action élective de tonification sur l'appareil nerveux
respiratoire. La température doit être très-surveillée, car
le moindre refroidissement peut produire une crise. Les
bains et les douches doivent être d'une température
moyenne afin de ne pas refouler le sang vers la cavité
thoracique.

Phthisie

Daquin, qui s'effrayait devant les manifestations syphilitiques produites par les eaux d'Aix, était plus osé dans
l'application balnéaire pour la phthisie sans fièvre ; il avait
même observé que les habitants d'Aix devenaient rarement
phthisiques ou asthmatiques parce qu'ils recouraient à la
boisson de leurs eaux pour le plus petit rhume.

Notre honorable confrère, le Dr L. Bertier, publiait, en ·

1853 [1], les heureux effets de nos eaux dans les deux premières périodes de la phthisie. En 1858 [2], il confirmait son
opinion par de longues observations de traitement par les
vapeurs chaudes et il s'exprimait ainsi :

« C'est surtout chez les tuberculeux, sujets aux catarrhes, que les aspirations sulfureuses paraissent avanta-
geuses. »

C'était un beau courage scientifique, à une époque où
les inhalations et le massage n'avaient pas enrichi encore
notre clinique hydro-thermale des résultats heureux qui
ont été publiés depuis lors; d'autant plus que quelques
praticiens, moins osés devant les premières exagérations
des phénomènes morbides, soutenaient que nos eaux étaient
un poison pour les tuberculeux.

Nous ne saurions nous expliquer comment la médication
sulfureuse pourrait activer l'évolution d'un produit hétéro-
morphe (tubercule), quand, au contraire, nous l'avons toujours vue agir heureusement contre les états morbides des
tissus qui entourent le produit tuberculeux (bronchites,
pneumonies, catarrhes chroniques). Certainement Aix, pas
plus que Marlioz, n'agit pas toujours et régulièrement sur le
tubercule lui-même, mais ses eaux réussissent toujours contre les états congestifs concomitants comme sur l'expectoration. Par leur emploi, on lutte avantageusement contre
les phénomènes généraux qui finissent, quand ils sont né-
gligés, par emporter les sujets affectés.

---

[1] L. Bertier, *Remarques sur l'action des eaux d'Aix dans la phthisie.*
[2] *Compte rendu de 1858.*

La phthisie est une affection qui guérit souvent. La clinique, mais surtout l'anatomie pathologique, nous le prouvent tous les jours : le tubercule devient impuissant, soit parce qu'il est éliminé, soit parce qu'il est transformé ou minéralisé [1].

L'élimination du tubercule laisse dans le poumon des cavités qui finissent par adhérer par un tissu cicatriciel ; l'oreille exercée du praticien les reconnaît, quand elles communiquent avec les bronches.

La minéralisation est une modification du tubercule qui devient calcaire, crétacé ; il reste alors dans le parenchyme comme un corps étranger, mais son travail d'évolution est suspendu.

M. Guéneau de Mussy pense que cette transformation crétacée se rencontre surtout chez les natures arthritiques ; ce serait une explication naturelle de ces observations, où l'on voit la diathèse tuberculeuse enrayée par des manifestations rhumatismales ou goutteuses.

La phthisie offre des périodes d'arrêt, ou tout au moins de ralentissement. Ce sera durant ces périodes qu'il faudra recourir à nos eaux, surtout chez les natures torpides ou affaiblies. « L'on aura plus à attendre chez les phthisiques à constitution molle, torpide, amoindrie, et bien moins chez les phthisiques à constitution inflammatoire, éréthique, irritable [1]. »

La difficulté est de tenir son malade dans une juste

---

[1] Guéneau de Mussy, t. I, p. 459.
[2] Durand-Fardel, *Eaux minérales de la France*, 1872.

limite ; s'il dépasse cette limite, il éprouvera bien vite les
exacerbations fébriles, les congestions, les hémoptysies
que peut produire une médication inopportune, car alors
il subira l'excitation générale, et l'excitation sur l'appareil
pulmonaire.

Ce n'est pas seulement le tubercule que l'on traite, mais
aussi tous les phénomènes qui se produisent autour de lui
et qui hâtent son évolution.

Bains. — Depuis quelque temps, on est revenu de l'os-
tracisme de tous bains dans la phthisie. Le professeur
Lasègue [1] les a adoptés à la Pitié, et ses expériences ont
donné d'heureux résultats. Les bains de 3° au-dessous de
la température du malade sont très-courts ; pendant ce
bain, les malades éprouvent un peu d'oppression, un peu
d'accélération dans la respiration, puis la toux se modère,
l'expectoration devient plus facile, le pouls diminue de fré-
quence, et la température s'abaisse. Après le bain, le malade respire mieux ; il sent renaître son appétit ; le pouls a
pu diminuer de douze, vingt, et même vingt-huit pulsations
et la température de près de 2° cent. ; de plus, les sueurs
diminuent et peuvent même disparaître ; le sommeil revient.

En résumé, les bains facilitent la respiration en agissant
sur la peau, dont la circulation est activée, et les fonctions
respiratoires supplémentaires sont ainsi ranimées. Ajoutons que dans ces bains on met une faible quantité de
sulfure de potasse.

---

[1] *Union médicale*, p. 353. 1874.

Les bains fortifient la peau ; ils la préservent de l'impressionnabilité du froid ; ils agissent sur tout le système, produisant ce sentiment de *mieux-être* que Bordeu désignait par l'expression vive et imagée de *remontement général*. C'est probablement par l'intermédiaire de cette dernière action que l'organisme est mis dans des conditions qui suspendent ou affaiblissent la puissance tuberculeuse[1].

Douches. — Les douches peuvent rendre de grands services dans la thérapeutique de la phthisie par leur action sur les rétrocessions des affections diathésiques et l'équilibre qu'elles impriment à la fonction cutanée. La douche locale sur les membres inférieurs aidée du massage et des frictions, obvie à la répartition vicieuse du calorique. Il se produit une fluxion par le fait de la calorification cutanée augmentée, ainsi que par la circulation activée ; cette fluxion préserve souvent des crises congestives vers l'organe malade. Chez les femmes, l'utérus est le point de départ de toutes les jetées sanguines, qui se localisent pathologiquement sur tel ou tel organe, mais surtout sur les poumons ; aussi, bien que frappées par des lésions pulmonaires bien plus avancées que les hommes, résistent-elles bien plus longtemps que ceux-ci, si la menstruation est régulière : malheureusement presque toutes les femmes tuberculeuses sont privées de cette fonction, ou sont, tout au moins, affectées de dysménorrhée.

C'est donc résoudre heureusement un problème difficile

[1] Professeur Fonssagrives, *Thérapeutique de la phthisie pulmonaire.* 1866.

que d'entretenir la fonction menstruelle chez les phthisiques ; les bains de siége, l'injection sulfureuse chaude, la
douche locale sur les membres inférieurs sont des moyens
que nous avons vus suivre avec succès, On nous dira qu'on
ne peut combattre constamment l'aménorrhée ; nous répondrons que, si l'habitude mensuelle fluxionnaire de l'utérus
reprend son cours deux ou trois fois, on peut avoir beaucoup d'espoir de la voir se continuer, et enrayer ainsi les
mouvements congestifs du poumon.

Le massage de tous les muscles, et surtout des muscles
intercostaux et thoraciques, doit être très-rhythmé.

Inhalations. — Les *inhalations* surtout facilitent l'expectoration et diminuent la toux si fatigante des phthisiques.
Le soufre absorbé par la muqueuse diminue les abondantes
sécrétions qui épuisent les malades, et toutes les parties
affectées sont mises en contact avec le principe minérali-
sateur.

On a beaucoup accusé nos eaux de provoquer des crises
d'hémoptysie. Nous repoussons pleinement l'opinion de
certains de nos confrères des Pyrénées, qui assistent tran-
quillement aux hémoptysies qui surviennent au début du
traitement par les eaux sulfureuses, ne voyant dans ce
phénomène morbide qu'un fait naturel, même un bien.
Nous avons été souvent appelé pour des hémoptysies sur-
venues après le deuxième ou le troisième jour de traitement, nous avons alors poursuivi notre médication avec
prudence.

Ne fallait-il pas accuser plutôt les fatigues du voyage,

le changement de pression atmosphérique (la plupart de nos malades tuberculeux venant du littoral)?

Mais si, malgré toutes les précautions, les crises d'hémoptysie continuent, nous n'hésitons pas à les considérer comme une contre-indication sérieuse de tout traitement sulfureux. Il en est de même si les sueurs augmentent et si les mouvements fébriles sont exaspérés.

La forme de phthisie que les Allemands nomment torpide ; phthisie des lymphatiques, des scrofuleux, est celle qui s'accommode le mieux de notre médication sulfureuse.

Nous ne pouvons pas limiter notre cure aux deux premières périodes de la phthisie. M. Pidoux, qui s'est toujours magistralement occupé de la phthisie, a déja observé que bien des tuberculeux sont plus malades à la première période que d'autres à la troisième, et il admet que la constatation d'une caverne n'est pas une contre-indication de la médication hydro-thermale : il faut plus s'inquiéter de l'état général que de l'état local.

Notre honorable confrère, le Dr Guilland, a vu nos eaux soulager des tuberculeux arrivés au dernier degré.

Nous avons souvent rencontré des malades qui n'avaient pu supporter le séjour de certaines stations très-réputées contre les affections de l'organe respiratoire, et qui se trouvent très-bien à Aix ou à Marlioz.

L'altitude de ces deux stations n'étant que de deux cent soixante-cinq mètres au-dessus du niveau de la mer; l'air, ce premier médicament des phthisiques, y étant d'une pureté parfaite, les malades trouvent les conditions les plus complètes d'une cure heureuse.

Indications d'Aix ou de Marlioz dans les affections
des organes respiratoires.

On ne peut préciser la limite des affections qui seront mieux traitées à Aix qu'à Marlioz, ou à Marlioz qu'à Aix. La pratique hydrologique n'est pas une science mathématique, elle dépend et de l'observation et du tact médical. Nous avons rencontré des asthmes que Marlioz exaspérait et que les inhalations d'Aix calmaient instantanément, tandis que chez d'autres sujets le phénomène contraire se produisait. La direction à l'inhalation thermale ou athermale n'est donc point indifférente.

Il ne faut jamais oublier l'action de nos eaux sur le système nerveux et sur le système sanguin.

On consultera donc en premier lieu l'irritabilité nerveuse de chaque malade, ensuite on recherchera si l'affection dépend de quelque état constitutionnel et quel est le degré d'acuïté ou de chronicité de l'état morbide.

Dans les inhalations d'Aix, tout le système cutané prend part au traitement, et s'il y a crainte de l'exagération des sueurs chez les natures débilitées, atoniques, il y aura avantage de procurer cette même transpiration douce et progressive aux constitutions arthritiques, rhumatismales ou goutteuses.

Quand les affections de la muqueuse respiratoire présentent un caractère subaigu, elles se trouvent mieux de l'inhalation chaude. Nous en dirons autant de celles qui ont fait place à des manifestations rhumatismales.

Si les fluxions congestives de la muqueuse respiratoire produisent de la chaleur, de la cuisson, les vapeurs chaudes agissent sur elles comme un émollient agit sur une plaie ; elles diminuent la toux et la sécheresse de la gorge.

Mais il ne faut pas oublier que si, dans les salles d'inhalation chaudes, le gaz sulfhydrique est moins excitant, l'air dilaté est moins riche en oxygène, en conséquence moins propre à la fonction de l'hématose.

Les natures strumeuses, herpétiques, les malades épuisés par de longs états pyrétiques se trouveront mieux de l'eau et des inhalations de Marlioz. Il en sera de même des hystéro-nerveux, des hypocondriaques chez qui le système nerveux organique est si susceptible.

Les rhumatisants, les goutteux sujets à des palpitations nerveuses ou organiques, ne pourront tolérer les eaux, ni la température des salles d'Aix ; ils se trouveront au contraire fort bien des inhalations athermales et de la boisson de l'eau de Marlioz édulcorée avec les sirops d'aconit ou de digitale. Si le catarrhe est franchement chronique, s'il affecte des natures ayant besoin de l'excitation sulfureuse, s'il est accompagné de sueurs débilitantes, Marlioz sera encore indiqué.

Le danger, dans l'un et l'autre de ces deux agents thérapeutiques, c'est l'excès.

On ne saurait donc trop tenir en garde les malades contre l'abus de la boisson et contre la trop longue durée des séances d'inhalation.

Sans tomber dans l'exagération de Bordeu, qui prescri-
vait de grandes quantités d'eau en boisson, il faut se garder
d'une autre exagération, qui consiste à ne prescrire les
eaux qu'à doses pour ainsi dire homœopathiques.

X

MALADIES UTÉRINES

En étudiant les affections utérines dans leurs symptômes
comme dans leur pathogénie, on peut en relier la plus
grande partie à la métrite chronique, qui, sauf quelques cas
traumatiques, a toujours pour point de départ une diathèse
quelconque.

Si l'on peut attribuer, avec les grands pathologistes, les
dix-neuf vingtièmes des processus congestifs de la muqueuse pharyngée à l'herpétisme, on retrouve aussi fréquemment cette cause dans les affections de la muqueuse
utérine telles que la métrite catarrhale folliculeuse [1], fram-
boisée [2], parenchimateuse, les leucorrhées et les dysménorrhées consécutives.

Les déplacements, enfin tous les phénomènes névropa-

---

[1] Huguier.
[2] Becqwerel.

thiques concomitants, tels que l'anémie, le nervosisme, la dyspepsie, les insommies, les faiblesses, les pesanteurs abdominales, sont le plus souvent sous la dépendance de l'*herpétisme utérin*.

M. Guéneau de Mussy[1] vient de publier dans son *Recueil de cliniques* une savante leçon sur l'*herpétisme utérin*. C'est bien ce que l'on peut lire de plus précis et de plus complet sur cette affection, plus fréquente qu'on ne l'avait pensé jusqu'à ce jour.

Au milieu des observations les plus intéressantes on suit toutes les migrations de cet état diathésique, tantôt localisé sur la muqueuse vaginale ou utérine, tantôt produisant une bronchite ou une angine des plus tenaces, qui font elles-mêmes place à une éruption eczémateuse du cuir chevelu ou d'une autre partie de l'enveloppe cutanée. On retrouve à chaque évolution de ce cercle pathologique des phénomènes névropathiques des plus bizarres.

Une autre cause de la congestion utérine, et partant, de tous les désordres liés à une lésion d'un organe aussi délicat, est la diathèse rhumatismale.

Aux bains et aux douches de Marlioz, l'état purement herpétique ; au traitement d'Aix la complication rhumatismale, après toutefois que l'on aura bien apprécié l'idiosyncrasie sulfureuse.

Notre médication, en déterminant une révulsion sur toute la surface cutanée, rétablit les fonctions de la peau ; « par des sudations exagérées elle déplace l'habitude mor-

[1] Clinique, 1875 ; De l'Herpétisme utérin, t. II, p. 259.

bıde et substitue la transpiration cutanée au flux leucor-
rhéique [1]. »

A l'époque où nous débutions dans la pratique, les bains
froids d'eau douce ou d'eau de mer, les douches froides
sur les reins, les injections froides étaient fort en honneur
contre les affections utérines.

Très-confiant dans cette médication, que ses effets toniques semblaient indiquer au premier abord, nous usions
et abusions de la petite hydrothérapie d'Aix dans certaines
affections utérines.

L'expérience nous eut bien vite démontré les tristes
influences de l'eau froide sur les organes contenus dans le
bassin. Je me souviens entre autres, d'une dame arrivée à
la ménopause et atteinte d'un catarrhe utérin chronique.

Trois bains de-siége froids et trois injections froides
déterminèrent chez elle une métro-ovarite des plus graves.
Depuis lors, nous avons compris les expériences si con-
cluantes de Virchow[2], qui démontrent que la contraction du
système veineux périphérique due à l'influence du froid
amène la congestion des organes internes et spécialement
celle d'un utérus déjà hypérémié[3]. Aussi ne sommes-nous
plus étonné quand nous sommes consulté par des femmes
qui n'ont rapporté des bains de mer ou des stations hydrothérapiques qu'une exaspération des symptômes qui accompagnent la métrite, tels que sensation de lourdeur et de

[1] Courty, *Maladies utérines*, p. 612.
[2] Virchow, *Physiologiscke Besneckrungen über das seebaden*, p. 89.
[3] Scanzoni, *Métrite chronique*. 1863.

pesanteur dans l'hypogastre, coliques utérines, dysménor-
rée, douleurs inguinales, coccygodynie, hypéresthésie et
prurit de la vulve.

On a aussi beaucoup abusé des injections trop souvent
répétées et trop fortes à cette même époque où l'on em-
ployait le spéculum et les cautérisations heureusement bien
délaissées par la médecine actuelle.

Nous avons souvent rencontré des cas ou l'injection ne
faisait qu'augmenter l'irritabilité. Nous basant sur cette
expérience négative, nous avons conseillé depuis lors à nos
malades, l'usage de petits spéculums (pour bains) en gutta-
percha ou en nikel[1]. Ces spéculums peuvent facilement être
introduits et maintenus par la malade elle-même, alors
l'organe met à profit le bain et n'est pas irrité par le choc
brusque de l'injection ni par une température supérieure
ou inférieure à celle du bain. Le savant professeur[2] a fait
une expérience très-concluante sur la non-pénétration de
l'eau du bain jusqu'à la matrice. « Ayant placé sur le col
un petit morceau d'ouate imbibé d'eau blanche, je m'assu-
rais, après un bain sulfureux, que celui-ci n'avait pas pé-
nétré jusqu'à la ouate, car elle n'avait pas noirci. »

Pour maintenir écartées les parois vaginales, M. Guéneau de Mussy se sert d'une très-grosse canule en caout-
chouc ou en gutta-percha.

Nous préférons notre modèle de spéculum qui, en écar-

---

[1] M. Mathieu nous a fait divers modèles de spéculums pour bains, d'un
prix très-modéré et de dimensions différentes, qui suffisent à toutes les indications.

[2] Guéneau de Mussy, *Clinique*, t. II.

tant la muqueuse vaginale, la laisse complètement au contact de l'eau; l'introduction en est d'ailleurs aussi facile que celle de la canule vaginale. Nous avons surtout reconnu l'avantage de ce bain de la matrice dans les cas, si communs, de tuméfaction des glandules et des follicules du col ; la malade sent elle-même jusqu'à quel point elle peut introduire son instrument sans léser les granulations très-sensibles et faciles à se déchirer. « Le traitement thermal de la métrite chronique est surtout balnéaire. Les bains prolongés et les bains de piscine en particulier, sont très-efficaces. Les irrigations vaginales servent très-utilement à modifier les surfaces catarrhales, mais il faut à peu près complétement bannir les douches vaginales, qui réveillent avec une grande facilité les congestions et les névralgies utérines et péri-utérines[1]. » '

Sauf le célèbre hydrologue rédacteur de l'*Opinion médicale*[2], sauf quelques notes éparses dans les diverses monographies des eaux minérales, on a peu écrit sur la thérapeutique hydro-thermale des maladies des femmes.

M. Denos, médecin de la Pitié [3], conseille contre la métrite *torpide* les procédés balnéaires les plus puissants ; contre les métrites compliquées de diathèses rhumatismales ou goutteuses, les eaux qui combattent les deux diathèses.

Nous avons souvent constaté un effet non moins précieux

[1] Durand-Fardel, *Leçons à l'École pratique;* p. 212. 1844.
[2] Félix Roubaud, *Eaux minérales dans le traitement des affections utérines.* 1870.
[3] *Annales de Gynécologie.* 1874.

de la médication balnéaire : — celui d'aider des traitements locaux restés inactifs et impuissants jusqu'au moment de la médication hydro-thermale. Ce phénomène s'observe surtout dans les métrites 'atoniques, compliquées de scrofule, ou de lymphatisme. La réaction ne se fait que lorsque la thérapeutique balnéaire a réveillé la tonicité languissante des tissus. On peut alors employer les diverses médications astringentes, émollientes ou caustiques, suivant les cas. Pour les *déviations* ou *abaissements*, comme ils sont le plus souvent produits par la métrite, tous leurs inconvénients disparaissent avec elle.

La médication tonique sulfureuse agit d'ailleurs trèsbien contre le relàchemeut des ligaments.

Nous ne pourrions donner plus de confiance à cette action médicale de nos eaux, dans les affections utérines, qu'en reproduisant ici une observation publiée par le doc · teur Bertier fils [1].

« M. Bernutz, célèbre par ses travaux sur les maladies des femmes, a communiqué à notre confrère l'observation d'un cas de fongosité de l'utérus survenu chez une jeune femme, sept mois après l'accouchement, et accompagné de pertes de sang continuelles.

« M. le docteur Nélaton cautérisa plusieurs fois ces granulations fongueuses sans obtenir une amélioration durable ; et la malade fut successivement envoyée aux eaux ferrugineuses de Luxeuil, puis à Saint-Sauveur, sans autres résultats.

Francis Bertier, *Eaux minéra'es de la Savoie*. Thèse. Paris. 1873.

« Enfin M. Bernutz conseilla les eaux de Marlioz en bains et en boissons, qui triomphèrent complétement de cette affection rebelle. »

Observation d'ulcération sur la lèvre antérieure.
Engorgement de tout le col. — Guérison par une seule cautérisation au fer rouge et par un traitement d'Aix.

Mme C.., de Lyon, âgée de vingt-cinq ans, d'une bonne constitution, d'un tempérament lymphatique, a été réglée à quinze ans, sans souffrance. Mariée à dix-huit ans, elle a eu un enfant quinze mois après. Les suites de couches furent très-courtes. Depuis lors cependant, Mme C. souffre dans la région hypogastrique; elle éprouve des lancées aiguës qui l'arrêtent brusquement et lui font pousser un cri de douleur. Les règles sont suivies de pertes blanches abondantes.

Depuis quelques mois les douleurs dans le bas-ventre, dans la région inguinale, dans les lombes, sont intenses; elles se réveillent sous l'influence de la marche, de la voiture, même de la station assise.

Le moral est très-affecté, la digestion seule se fait bien.

Mme C... nous demandait nos conseils dans les premiers jours de juin 1874. Le toucher était douloureux, nous sentions un engorgement de tout le col, avec une légère perte de substance sur la lèvre antérieure. Le spéculum nous révélait un ulcère peu profond, mou et saignant.

Mme C... nous dit avoir été cautérisée une huitaine de fois, mais sans aucun résultat; l'organe ne paraissant pas déplacé, nous conseillions de simples bains de piscine. Après le cinquième bain la malade vint nous voir, accusant une perte abondante de muco-pus. Nous proposâmes une cautérisation au fer rouge qui fût acceptée; nous cautérisâmes toute l'ulcération, il n'y eut ni fièvre, ni réaction. Trois jours après, nous sou-

mîmes la malade au bain de siége et à l'injection tiède; deux
bains suffirent pour détacher l'eschare. Le fond de l'ulcère ne
saignait point, les bords étaient moins marqués. Nous reprîmes
les grands bains et le bain vaginal à l'aide du spéculum-bain.
La marche devenant chaque jour plus facile, Mme C... faisait
des promenades sans douleur, ni aux reins, ni au bas-ventre.

Les époques revinrent sans pertes ni souffrances; après
une trentaine de bains, Mme C... partit complétement guérie.
Nous lui conseillâmes le repos après les moindres fatigues, les
promenades à pied et l'usage des toniques; depuis lors elle
se porte très-bien.

Évidemment ici les eaux n'ont été que l'adjuvant de la
cautérisation; elles ont combattu le *processus* inflammatoire qui suit les cautérisations profondes et elles ont
stimulé modérément, progressivement la formation du
tissu cicatriciel.

Observation de métrite chronique de cause rhumatismale.

Mme V.., de Valence, âgée de vingt-trois ans, mariée depuis
deux ans, d'une constitution très-faible, d'un tempérament
lymphatique, a habité, dès son mariage, une maison neuve
et humide et n'a pas eu de grossesse.

Réglée à dix-sept ans seulement et avec douleur, elle a vu,
depuis lors, tous les 9 ou 10 du mois, mais très-peu et toujours
avec douleur.

Trois mois après son mariage, elle fut prise brusquement de
douleurs profondes et sourdes dans le bassin. Elle a cru devoir attribuer ces douleurs à une promenade en voiture découverte durant laquelle elle fut saisie par un froid humide.
S'étant fait traiter par une sage-femme, dont elle ne put nous

donner le diagnostic, elle a pris des bains, des injections, s'est
appliqué des sangsues, des vésicatoires sur l'hypogastre : c'est
ainsi qu'elle a passé dix-huit mois sans obtenir aucun soulagement.

Elle arrivait près de nous au commencement de l'été 1871.

L'état général est très-délabré, les digestions sont pénibles,
lentes, la marche réveille de vives douleurs lombaires.

Le col porté en avant est en prolapsus, très-dur, très-dou-
loureux au toucher. La sonde utérine pénètre facilement, elle
mesure six centimètres. Le spéculum montre un col très-volumineux, rouge, saignant, mais sans granulation. Nous avions
bien devant nous une inflammation chronique utérine et péri-
utérine. Nous prescrivîmes l'iodure de fer avant les repas,
l'eau de Marlioz le soir en se couchant, les bains tièdes et
mitigés d'Aix, avec le spéculum-bain ; n'osant pas conseiller
l'injection trop stimulante dans ce cas simplement inflammatoire. Après sept bains, Mme V... accusait une douleur dans
l'épaule et le poignet ; nous suspendîmes le traitement, cette
douleur disparut.

Nous prescrivîmes alors les grandes douches où la malade
pouvait avoir le bassin dans le bain et continuer le bain utéro-
vaginal, tandis qu'elle subissait la douche lombaire et le massage des membres ; après la douche, le maillot et une légère
sudation. Après huit douches, les règles arrivèrent sans douleur, plus abondantes, plus colorées, indiquant l'amélioration
de l'état général.

Après cinq jours de repos forcé, l'examen nous montrait une
grande amélioration locale ; le col moins dur, moins empâté,
moins volumineux, était devenu mobile. Nous reprîmes alors
une dizaine de douches, nous remplaçâmes le spéculum-bain,
par un jet très-doux d'irrigation d'eau sulfureuse. Ce traitement, interrompu et alterné avec quelques bains, nous condui-
sit jusqu'à la nouvelle époque qui survint sans la moindre
douleur.

Mme V... nous quittait après deux mois de séjour, durant lesquels elle avait pris douze bains et dix-huit douches; l'état local comme l'état général étaient tout à fait guéris. L'état névropathique, qui accompagne toujours ce genre d'affection, avait fait place à une gaieté et à un bien-être moral complet.

Quatre mois après sa rentrée chez elle, Mme V... nous annonçait le commencement d'une grossesse qni fut des plus heureuses; les renseignements que nous demandâmes au médecin de la famille nous apprirent que le père avait été goutteux.

Mme V. avait donc porté elle-même un bon diagnostic en attribuant sa maladie à une cause rhumatismale, comme le prouva la douleur passagère éprouvée après la première septennaire de son traitement.

Observation de leucorrhée compliquée de métrite granuleuse, Guérison concomitante avec une manifestation de prurigo.

Mme G.., de Lyon, âgée de trente-cinq ans, d'une constitution assez bonne, d'un tempérament lymphatique très-névropathique, a été réglée à quinze ans; mariée à vingt ans, elle a eu quatre grossesses heureuses.

Depuis son dernier accouchement, à l'âge de trente-deux ans, elle éprouve constamment une fatigue générale sans autre symptôme qu'une leucorrhée abondante et rebelle. Quand Mme G... nous fut adressée au mois d'août 1873, elle éprouvait des douleurs lombaires et hypogastriques continuelles; la nutrition ne se faisait pas, ou mal, la santé était très-altérée. Nous constatons un écoulement muco-purulent abondant; le

col et le corps sont parsemés de granulations fongueuses.
Ces granulations ne présentant point le type inflammatoire,
nous conseillâmes les reconstituants (ferrugineux, balsami-
ques); comme médication balnéaire, les douches moyennes,
alternées avec les bains, sans maillot, sans sudation; l'eau de
Challes en boisson.

Après quinze jours de traitement, l'appétit était revenu, la
marche rendue facile; seulement Mme G... se plaignait d'un prurigo intense aux creux axillaires et à la vulve. Nous suspendîmes les douches trop excitantes et nous nous contentâmes
des grands bains généraux et locaux additionnés d'amidon.

Au terme du traitement, nous examinâmes l'état local
qui se trouvait tout à fait guéri. Quelques mois plus tard,
Mme G... nous informait de la durée et de la solidité de sa
cure, mais elle se plaignait de quelques papules produisant
une grande démangeaison au pourtour de la vulve.

Affections de l'époque critique

Nous ne terminerons pas ce chapitre des maladies des
femmes sans indiquer au moins combien notre médication
sulfureuse peut lutter avantageusement contre les maladies
de l'âge de retour. Il existe une connexion entre les fonctions de la peau et toutes les fonctions organiques, mais
surtout la fonction utérine. Cette dernière une fois sup-
primée, il en résulte une impression sur l'organe cutané,

impression qui se traduit diversement, suivant les dispositions particulières de chaque individualité.

Congestion vers la tête, céphalée, migraine, apoplexie ; — Congestions de l'organe respiratoire ; affections dartreuses, rhumatismales, goutteuses, hémorrhoïdes, etc., etc.

Nos divers procédés balnéaires, nos douches, nos massages, en équilibrant la circulation, surtout la circulation capillaire superficielle, préservent de ces manifestations critiques, souvent très-dangereuses.

XI

PARALYSIES

> Le traitement des paralysies est aussi l'un des beaux fleurons de la couronne thérapeutique d'Aix.
>
> (LOMBARD, *Une Cure à Aix*. 1853.)

Racle définissait la paralysie : la perte de la contractilité musculaire ; on ne peut pas expliquer ainsi la paralysie parce que les muscles paralysés, tout en ne répondant pas à la volonté, se contractent souvent sous l'influence de l'action réflexe ou de l'excitation électrique.

Marshall-Hall a établi que, dans les cas où l'influence cérébrale seule manque, l'excitabilité des muscles est conservée ; quand l'influence spinale manque, l'irritabilité di-

minue et s'éteint dans tous les muscles qui reçoivent leurs
nerfs du segment désorganisé de la moelle [1].

Nous ne nous occuperons que des paralysies heureusement traitées à Aix, savoir : des paralysies générales, des
hémiplégies, des paraplégies.

M. Jaccoud fait une classe spéciale des paralysies qui
suivent les maladies constitutionnelles. — Nous admettons
cette classification au point de vue pathogénique, mais non
à notre point de vue tout clinique.

La paralysie est *l'abolition ou la faiblesse des mouvements par suite de l'inefficacité du stimulus qui leur
donne naissance à l'état de santé* (Axenfeld).

Plusieurs pathologistes ont classé parmi les paralysies,
les anesthésies ou pertes du sentiment.

Paralysies générales

Nous avons eu à soigner quelques paralysies générales
ou progressives, très-singulières par la contractilité des
muscles sous l'influence du courant électrique.

Nous avons amélioré ces cas de parésie, ces névropathies
générales avec affaiblissement progressif des extrémités
inférieures et des mains.

---

[1] Marshall-Hall a divisé les paralysies en cérébrales et en spinales.

Paralysies diphtéritiques

Ces paralysies, que Brown-Séquard range parmi les paralysies réflexes et que MM. Jaccoud et Maingault attribuent à une altération du sang, sont celles qui s'améliorent le plus facilement sous l'influence de notre traitement.

Observation d'affaiblissement des quatre membres, après diphtérite. . Onze mois d'invasion.

Mme B... nous fut adressée par le Dr Abbal, d'Arc-Sénans, au mois de juillet 1871.

Agée de trente-sept ans, bien constituée, bien réglée, mère de trois enfants, Mme B... avait eu, en avril 1870, une angine couenneuse des plus graves, qui avait produit une aphonie complète.

Après quatre mois de maladie et durant sa convalescence, cette dame perdit, en peu de jours, l'usage de ses quatre membres. Cet état dura onze mois, après lesquels Mme B... nous arriva.

Lors de notre examen, la paralysie s'étendait sur tous les membres. Nous soumîmes de suite la malade aux bains et aux douches, alternées avec quelques séances de courants continus. Après deux mois de séjour auprès de nous, Mme B... pouvait partir avec toute la liberté de ses mouvements.

Paralysies consécutives aux maladies aiguës

L'anémie, la chlorose, les fièvres continues intermittentes ou éruptives, et surtout la fièvre typhoïde, peuvent entraîner après elles des paralysies complètes ou incomplètes.

S'il n'y a pas une lésion de l'appareil nerveux, notre médication est toujours suivie de succès.

Si l'hémiplégie dépend d'une déchirure complète des fibres de l'encéphale, elle est irrémédiable. — Si, au contraire, il n'y a que compression,. qu'écartement des fibres du cerveau, on peut espérer guérir la suspension momentanée des facultés motrices.

Hémiplégie

La cause la plus fréquente de l'hémiplégie est évidemment l'hémorrhagie cérébrale qui produit la perte de l'intelligence et du sentiment avec persistance d'une hémiplégie. Il arrive que ces hémiplégies décroissent graduellement et souvent l'on obtient des guérisons complètes.

Le ramollissement du cerveau ou l'encéphalite (de Bouillaud, Durand-Fardel) produit aussi l'hémiplégie, mais son invasion n'est pas brusque, elle est au contraire progressive.

Les hydrologistes ne sont pas d'accord sur l'emploi de médication thermale sulfureuse dans les hémiplégies.

Bordeu disait : « Le mieux, dans presque toutes les paralysies cérébrales confirmées, est de s'abstenir des eaux minérales. »

En 1818, Patissier écrivait : « Les eaux d'Aix sont très-utiles dans les paralysies incomplètes ; » quelques lignes plus bas, il ajoute : « Elles sont très-nuisibles aux sujets prédisposés aux apoplexies. »

La même année, Alibert publiait *qu'à Aix seulement* on trouvait les moyens perturbateurs nécessaires dans la guérison des paralysies incomplètes.

En 1826, Francœur prônait la vertu des eaux d'Aix contre toutes les paralysies sans aucune exception.

Daquin proclamait l'efficacité de nos eaux dans l'hémiplégie.

Durand-Fardel [1] ne les mentionne pas dans les indications thérapeutiques des paralysies ; cependant il indique les eaux faiblement minéralisées, à température élevée, quand il y a complication d'un rhumatisme ou d'une névropathie générale.

Dans les paralysies formellement rhumatismales, il indique les eaux sulfureuses sodiques à haute thermalité.

Chacune des monographies des eaux d'Aix renferme des cas d'hémiplégie et de paralysie heureusement traités par nos eaux : nous ne comprenons pas pourquoi quelques au-

[1] *Eaux minérales de la France, mises en rapport avec celles d'Allemagne*. 1872. — *Vingtième leçon à l'École pratique*. 1874.

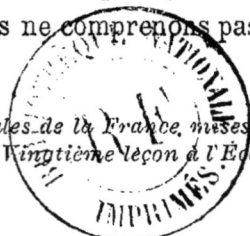

teurs reconnaissent seulement aux chlorurées sodiques une action contre les hémiplégies.

Quelques-unes jouissent, il est vrai, d'une action laxative dont nous comprenons l'avantage et que nous associons à notre cure par des moyens appropriés, de manière à avoir constamment, du côté de l'intestin, une révulsion qui favorise la dissolution du caillot hémorrhagique.

Nos eaux agissent sur l'enveloppe cutanée et y entretiennent une diversion des plus utiles ; elles sont aussi très-puissantes, appliquées isolément en douches, en vapeurs, en bains, pour combattre l'engourdissement et la roideur des membres.

Disons de suite, qu'il faut modérer la température et la minéralisation de nos eaux, afin d'éviter de déterminer sur quelque organe une inflammation qui agirait sympathiquement sur le cerveau. On pourrait même craindre de produire une nouvelle attaque et un nouveau foyer, ou une encéphalite autour du premier foyer. Au lieu de diminuer les phénomènes morbides, on aboutirait, en ce cas, à de la fièvre, à des contractures, à de la céphalalgie, à l'affaiblissement de l'intelligence et à l'accroissement de la paralysie. Aussi le traitement thermal est-il toujours appliqué à Aix avec une extrême prudence. Quand une hémiplégie nons arrive avec quelques symptômes d'excitation, nous commençons le traitement par des demi-bains, par de légères douches révulsives, et enfin nous arrivons progresivement aux grands bains, aux douches générales et aux massages.

« Quand doit-on envoyer les hémiplégies aux eaux ? La

question est vieille et elle ne serait pas près d'être résolue. » Ainsi écrivait notre honoré confrère le Dr Guilland (*Compte rendu des eaux d'Aix*. 1858).

Pour lui comme pour Daquin, comme pour MM. Bertier [1] et Vidal [2], on doit envoyer le malade hémiplégique le plus tôt possible après l'accident.

M. Constantin James n'admet le traitement thermal qu'à une époque moyenne entre l'accident et la résolution. D'après lui, il ne faut pas y recourir trop tard, de crainte que le foyer apoplectique cerné, circonscrit dans le cerveau par un kyste pseudo-membraneux, ne puisse plus se dissoudre sous l'influence de l'eau. Il restreint donc les guérisons de l'hémiplégie (conséquence d'une hémorrhagie cérébrale) à un seul mode, tandis qu'il nous semble que la guérison peut s'opérer de trois manières :

1º Par résorption de la partie aqueuse du liquide épanché et par dissolution plus ou moins lente de la partie fibrineuse ;

2º Ou bien l'organe s'habituant à la compression exercée par le caillot, la circulation nerveuse se rétablira petit à petit, et la guérison de la paralysie pourra s'effectuer malgré la présence du caillot, puisqu'il existe des hémorrhagies sans paralysie, telles que l'hémorrhagie méningée et les épanchements dans les ventricules ;

3º Les fibres séparées, ou déchirées, ou comprimées par l'épanchement peuvent bien être remplacées dans leur ac-

[1] *Rapport de* 1857.
[2] *Rapport de* 1858.

tion par des fibres voisines, comme les artérioles voisines d'un gros tronc artériel dont on a fait la ligature, finissent par le remplacer.

En face de ces trois modes de guérison de l'hémiplégie, peut-on préciser le moment le plus opportun du traitement ?

Il nous semble, comme à M. Durand-Fardel[1], « que cette époque opportune variera suivant les cas, suivant l'intensité et la marche des accidents. » Mais avec la prudence qui est la première règle de notre médication, avec la variété et la perfection de nos appareils, avec la facilité de régler nos températures et notre minéralisation, on peut recourir au traitement d'Aix dès que les premiers phénomènes congestifs auront disparu. *Plus tôt on agira, plus on aura de puissance sur le travail réparateur de l'altération organique.*

Telle est la loi générale.

Cependant nous ne pouvons admettre que nos eaux soient « plus nuisibles qu'utiles, quand l'affection est ancienne[2]. »

Il est beaucoup d'hémiplégiques chez qui l'inertie et le temps n'ont fait qu'augmenter la roideur et la gêne des mouvements. La douche, le massage et très-souvent le simple bain rendent aux membres paralysés une souplesse, incomplète il est vrai, mais souvent très-utile pour le malade. Dans des cas plus rares, la paralysie disparaît par le fait de l'excitation des muscles et des nerfs, comme

---

[1] *Vingtième leçon.* 1874.

[2] Dr Bertier, *Compte rendu*, 1868.

nous l'avons vu dans la troisième forme de guérison de l'hémiplégie.

Les cas d'insuccès ne doivent pas décourager, et l'on doit toujours tenter au moins une amélioration.

Observation d'hémiplégie datant de cinq mois.
Guérison complète.

Le 21 juin 1865, nous recevions M. P..., capitaine en retraite, âgé de cinquante-cinq ans. Forte constitution, tempérament sanguin; pas d'antécédent ni de maladies antérieures. Au mois de février précédent, M. P... avait été subitement frappé d'une attaque apoplectiforme qui avait amené la perte de l'intelligence, du sentiment et du mouvement dans le côté droit. Depuis lors, il éprouve de fortes douleurs de tête, la parole est très-gênée, la respiration est stercoreuse, l'œil droit est vitreux, sans expression, il bave par la commissure droite; les membres droits, d'une teinte violacée, retombent de leur propre poids; la jambe n'exécute que de faibles mouvements incomplets. En pinçant le bras on détermine des mouvements réflexes, dont le malade n'a pas conscience; le pouls est plein, dur. L'état congestif de la tête était à craindre. Néanmoins, M. P... supporta très-bien un premier traitement de vingt-cinq douches souvent interrompues, très-courtes et d'une température moyenne.

Il revint au mois d'août subir une seconde cure, au terme de laquelle il pouvait écrire et se raser lui-même.

En pareil cas, les douches que nous préférons sont les douches *des princes neufs*. Le malade y est à l'abri de la condensation de la vapeur qui se dégage par une ouverture supérieure.

Il serait trop long d'entrer ici dans le détail des observations des hémiplégies que nous avons dû soigner. Le tableau suivant présente les résultats que nous avons obtenus
par nos eaux durant ces trois dernières années :

CAUSES	AMÉLIORATIONS	GUÉRISONS	MÊME ÉTAT	TOTAL
Traumatiques (4 plaies par armes à feu).	4	1	6	11
Syphilitiques.	2	»	3	5
Suite de fièvre typhoïde.	2	3	1	6.
Suite d'affection cérébrale apoplecti-forme.	7	2	6	15
Totaux.	15	6	16	37

XII

PARAPLÉGIES

La paraplégie est la limitation de la paralysie aux
membres inférieurs. Toute étude thérapeutique réclame
la classification des paraplégies réflexes de Brown-Séquard,
ou périphériques de Jaccoud ; et des paraplégies dues à

la myélite, à l'hémorrhagie, à une congestion ou à une compression de la partie inférieure ou moyenne de la moelle.

Paraplégies réflexes

Les paraplégies réflexes surviennent à la suite de l'irritation d'un nerf sensitif. Brown-Séquard [1] a établi que, dans les paraplégies réflexes, la paralysie, limitée aux membres inférieurs, est ordinairement *incomplète;* que la paralysie du rectum et de la vessie est rare, comme aussi les spasmes des parties paralysées ; qu'il n'existe pas de douleurs spinales spontanées provoquées, ni de sensations douloureuses autour du tronc, ni de fourmillements ou d'engourdissements ; que l'anesthésie est peu fréquente.

Pour lui, la paraplégie réflexe est accompagnée d'une insuffisance de sang dans la moelle. La paraplégie due à la myélite est, au contraire, accompagnée d'une augmentation de sang dans la moelle épinière. On voit par là l'importance du diagnostic des diverses paraplégies pour la direction du traitement; ce diagnostic se base surtout sur la connaissance des maladies qui ont précédé la paraplégie. Il faut, pour caractériser une paraplégie réflexe, se baser sur les signes suivants : « Absence des symptômes spé-

---

[1] Brown-Séquard, *Leçons sur les paralysies des membres inférieurs;* traduction par Gordon. 1865.

ciaux d'une maladie organique de l'épine dorsale ou de
son contenu ; existence d'une paralysie incomplète des
membres inférieurs apparue lentement, soit après une
maladie des organes génito-urinaires ou de quelque vis-
cère abdominal, soit après une inflammation des poumons
ou des plèvres, soit enfin après une irritation d'un nerf
dans son tronc ou ses ramifications cutanées [1]. »

Ce diagnostic une fois établi, il s'agit de traiter la cause
primitive de la paraplégie. Nos eaux et leur mode d'application réussiront très-bien, comme nous l'avons déjà établi, quand cette cause sera une affection rhumatismale,
utérine ou névralgique. Les douches chaudes, les massages aidés des courants continus, luttent avantageusement
contre les atrophies musculaires et contre la paraplégie
elle-même. La douche très-froide ou très-chaude, suivant
la tolérance (comme l'indique le physiologiste anglais), et
la douche écossaise, sont aussi très-utiles ; elles augmentent, en effet, l'afflux du sang vers la moelle ; et elles
exaltent les propriétés vitales des centres nerveux. Il ne
faut pas, en pareil cas, redouter d'agir vigoureusement
afin d'obtenir la circulation et, partant, la dilatation des
vaisseaux de la moelle.

La paraplégie réflexe de Brown-Séquard est guéris-
sable, puisqu'elle disparaît souvent après la guérison de la
maladie qui l'a produite. Cependant les paraplégies réflexes
dues au froid ou à une maladie intestinale persistent longtemps après la guérison de l'affection primitive. L'atrophie

---

[1] Brown-Séquard, p. 126.

rapide dès muscles dans la paraplégie réflexe est un mauvais signe pour le pronostic ; celles qui sont dues à des
vers, à une affection uréthrale ou utérine guérissent très-
facilement. Brown-Séquard dans ses leçons, Lisfranc [1],
Nonat [2], etc., etc., citent de nombreux cas de paraplégies
guéries après la disparition d'une affection utérine qui en
était la cause.

Nous avons soigné une pauvre femme âgée de vingt-sept
ans atteinte de paraplégie due à un abaissement de l'utérus engorgé et à une ulcération profonde du col. La cautérisation guérit l'ulcération et l'abaissement s'effaça après
une première grossesse, à la suite de laquelle la malade
retrouva l'usage de ses membres.

Paraplégies dues à la myélite, à l'hémorrhagie, à la congestion ou à la compression de la moelle.

Dans les paraplégies précédentes, nous avons vu le fait
de la diminution de l'activité vitale, due à la diminution
de l'afflux du sang dans les centres nerveux. — Dans la
paraplégie due à la congestion ou la compression de la
moelle ou de ses membranes, nous rencontrons au contraire, une suractivité vitale due à l'augmentation de la
quantité du sang. — Le pronostic de ces paraplégies est de

[1] Lisfranc, *Clinique de la Pitié*, t. II. 1842.
[2] Thèse de M. Esnault, 1857.

la plus haute gravité ; cependant, on doit lutter contre le scepticisme médical, qui souvent les abandonne comme désespérées.

On peut très-souvent arrêter leurs progrès et quelquefois obtenir une véritable guérison. Tous ceux qui ont fait une spécialité de ces affections citent des cas de guérison presque complète.

Le traitement d'Aix doit dans ces cas être très-surveillé. Nous évitons surtout les douches trop fortes sur la colonne vertébrale, afin de ne pas augmenter l'état congestif, — la température de l'eau doit-être très-douce. Si l'on a des eschares, des ulcérations sur les fesses ou sur le sacrum, on les arrosera avantageusement avec la douche écossaise, qui excite les vaisseaux sanguins et diminue l'irritation des nerfs vaso-moteurs [1].

La douche révulsive sur les membres inférieurs sera très-avantageuse.

Le massage sous la douche réussira contre l'atrophie des muscles et contre l'œdème, qui n'est alors qu'un phénomène de l'altération locale des vaisseaux capillaires dilatés.

Nous n'établissons pas une ligne de démarcation pour les paralysies rhumatismales, bien qu'elles ne présentent pas toujours une lésion appréciable, et qu'Axenfeld les ait rangées parmi les paralysies nerveuses.

Le rhumatisme peut choisir des localisations spinales ou cérébrales, et alors il affecte l'enveloppe fibro-séreuse

---

[1] Brown-Séquard, p. 171.

des centres nerveux, comme il affecte les membranes fibro-séreuses des articulations du cœur ou du poumon [1].

La diathèse rhumatismale peut produire une paralysie des quatre membres, ou une hémiplégie, ou une paraplégie, suivant le point d'élection centrale qu'elle aura choisi.

Sans exagérer les résultats que nos eaux, essentiellement antirhumatismales, peuvent donner contre les paralysies consécutives à cette diathèse, nous pensons qu'elles en sont la meilleure médication, surtout si l'on agit de bonne heure, tant que le rhumatisme est en puissance, et avant que l'hypérémie fluxionnaire n'ait produit ou une sclérose, ou une altération profonde, soit des nerfs périphériques, soit des muscles.

PARAPLÉGIES

QUE NOUS AVONS EU A TRAITER DURANT LES ANNÉES 1872-73-74 [2].

CAUSES	AMÉLIORATIONS	GUÉRISONS	[MÊME ÉTAT	TOTAL
Traumatiques (chute sous un cheval, blessures par armes à feu).	2	1	˙5	8
Myélite ou autres affections de la moelle.	4	»	6	10
Paraplégies réflexes.	4	1	3	8
Totaux.	10	2	14	2ɔ

[1] Jaccoud.

[2] Nous comprenons dans ce tableau les ataxiques que nous avons eu à soigner; chez eux le massage et le bain calment les douleurs fulgurantes.

Après cet aperçu sur les paralysies, les hémiplégies et les paraplégies que nous avons le plus souvent à traiter ici, nous pouvons conclure :

1° Que notre médication, appliquée avec *prudence*, ne produit point d'exacerbation ;

. 2° Que nous pouvons agir par nos eaux, dès la disparition des premiers phénomènes inflammatoires ;

3° Que, dans les paralysies de nature *rhumatismale*, on peut agir dès le début ;

4° Que notre médication ne peut pas être *nuisible* dans les paralysies anciennes ;

5° Que l'application de nos eaux réveille l'influx nerveux et facilite la résorption des liquides épanchés dans les centres nerveux ;

6° Qu'elle est très-active dans les hémiplégies syphilitiques, pourvu que le principe virulent ait été détruit par les spécifiques ; sinon elle aide à sa manifestation et *consécutivement* à sa médication ;

7° Que l'on peut envoyer plutôt les paraplégies à nos eaux que les hémiplégies ;

8° Que les paralysies rhumatismales et traumatiques sont celles qui offrent le plus de chances de succès ;

9° Qu'enfin ces affections trouveront ici non—seulement l'action chimique de nos eaux, mais surtout l'action d'une thermalité facile à modifier et la balnéothérapie la plus complète.

XIII

AFFECTIONS CHIRURGICALES

> Les glaires servent plus pour les plaies
> et les tumeurs que quelque baume que
> ce soit.   (BORDEU.)

Nous avons vu, à propos du rhumatisme articulaire et des diverses arthrites, l'heureuse influence de notre traitement. Nous avons présenté à la Société de chirurgie, ainsi que notre honoré confrère le docteur Davat, une série d'observations recueillies auprès des blessés que nous avons dû traiter après la guerre de 1870. Cet honorable praticien a publié dans la *Gazette des hôpitaux* des cures chirurgicales merveilleuses dues au traitement d'Aix. Les docteurs Guilland, Vidal et Blanc ont également publié le fruit de leurs observations durant notre désastreuse campagne: toutes ces études médicales concourent à prouver que nos eaux et leur mode d'application ont une action souveraine contre les traumatismes.

Ici, comme dans la plupart des affections traitées avec succès par nos eaux, il faut craindre une cure trop rapprochée de l'accident.

Fractures

La régénération osseuse *(cal)* peut être activée par l'arrosage très-doux (douches en arrosoir), mais seulement à la dernière période de sa formation. Il ne faut pas perdre de vue que la douche, comme le bain ou la vapeur, exercent leur première action stimulante sur les tissus externes et quelquefois au détriment des tissus profonds ; il y a donc tout avantage à ne traiter par nos eaux que les fractures déjà anciennes. Nous agissons surtout avec beaucoup de succès contre les conséquences des fractures *(atrophies, rétractions, douleurs, ankyloses articulaires*, etc., etc.)

Séquestres ou corps étrangers

Les tissus déchirés ou ulcérés par les séquestres ou par les corps étrangers, tendent toujours à se cicatriser. Pour précipiter ce résultat, il faut activer la formation des granulations ou des bourgeons cicatriciels. Nos eaux sont tout aussi puissantes que les eaux de Barréges, si réputées en pareil cas ; elles excitent la circulation capillaire, aident à la formation des bourgeons, qui alors éliminent les corps étrangers.

C'est dans cette propriété que réside la vertu éliminatrice de nos eaux, dont nous avons déjà fait mention au chapitre de la diathèse scrofuleuse.

Plaies, ulcères, fistules

L'eau sulfureuse a une action topique sur les plaies et les ulcères, elle les déterge, elle active la formation des granulations charnues. Appliquée en douches, en bains ou en vapeurs, elle agit chimiquement et mécaniquement sur les solutions de continuité, entretenues par un état torpide et atonique ; souvent même nous avons assisté à des proliférations cicatricielles trop activées par nos eaux. C'est alors le cas de graduer la médication hydro-minérale, comme on le fait pour toutes les autres.

Contractures, atrophies, atonies musculaires, paralysies anesthésies traumatiques

Nous sommes bien plus assuré du succès de notre médication dans les cas dus au traumatisme que dans les mêmes cas dits *essentiels*. Nous n'avons pas, en effet, à craindre ici soit une répercussion diathésique, soit un retour congestif ou apoplectique.

XIV

ANÉMIE, CHLOROSE

Peu de maladies ont autant occupé, depuis quelques années, le monde médical que l'anémie.

M. Andral l'appelait *hypémie*, M. Bouilland *hydrœmie*, le Dr Bertillon *cachexie urbaine*, le Dr Bourguignon *malaria urbana*; en Angleterre on la connaît sous la dénomination d'*asthenia Londinensis* et enfin, en France, philosophes et médecins ont écrit des volumes sur l'anémie des grandes villes. Les uns l'ont considérée comme un symptôme, d'autres comme une maladie propre, mais tous lui reconnaissent, comme entité spécifique, ou la diminution de la masse sanguine, ou l'*aglobulie*, ou l'excès de la partie aqueuse.

On voit par là que l'anémie comprend la chlorose, qui n'est qu'une de ses variétés quand elle attaque les jeunes personnes. L'anémie étant un état morbide du sang, on conçoit qu'elle doit altérer tous les tissus et tous les organes.

Quelles que soient les causes de l'anémie quand elle n'est pas compliquée d'une *affection organique* du cœur, nos douches, dont on peut graduer la force comme la température et la sulfuration, sont une ressource très-précieuse.

Sous leur influence, tous les symptômes s'amendent progressivement.

Le massage et la douche ont bien vite rendu à la peau sa coloration en dilatant les artères terminales contractées par la maladie.

C'est sur l'impressionnabilité et l'hypersthésie du malade que le médecin se basera pour indiquer la méthode balnéaire, évitant les températures trop basses (la réaction étant difficile chez les natures privées de sang), et les températures trop élevées qui ne feraient qu'exciter l'innervation générale. Il suffit de visiter les bains d'Aix, pour y observer ces enfants, ces jeunes filles amaigries, étiolées, affaiblies, décolorées qui reviennent en quelques jours à la santé. Quand l'atonie est telle qu'aucune réaction n'est possible, nous leur conseillons de simples bains, très-courts, puis des piscines (quand la température n'en est pas trop élevée) la natation ; et enfin, la douche et un léger massage des muscles quand les principes excitants de nos eaux ont amené l'impulsion favorable qui aide à la réaction. Si nous évitons la sudation et le maillot, ce n'est point parce que nous craignons la diaphorèse dans l'anémie, mais parce qu'en forçant le malade à faire lui-même sa réaction, nous tonifions bien plus l'enveloppe cutanée par ce travail physiologique. Les diaphorèses abondantes sont un moyen dont les spéculations jalouses se sont beaucoup servies contre la médication hydro-thermale d'Aix, sans pouvoir s'équilibrer sur les données de la science.

« Car les sueurs les plus abondantes ne sauraient provoquer une altération du sang ; la physiologie ne permet pas

de supposer une anémie par sudation et la clinique vient
confirmer ces données négatives [1]. »

Nous ne citerons que deux observations d'anémie que
que nous avons heureusement guéries ici. La première en
1869, la seconde en 1874.

Nous ne les rappelons ici que parce qu'elles nous ont
prouvé que la maladie bronzée n'est souvent qu'une variété
ou une conséquence de l'anémie.

Première observation.

Mlle O..., Écossaise, a habité la campagne jusqu'à l'âge de
dix-sept ans; depuis lors, et pendant onze ans, elle a habité
Londres comme institutrice libre. Durant ces onze années,
elle a été soumise à toutes espèces de privations matérielles,
travaillant jour et nuit pour subvenir à son existence, sans
avoir jamais le temps de s'occuper des indispositions qui
pouvaient l'affecter. Ce ne fut que dans l'hiver 1868-69 qu'elle
songea à s'inquiéter sérieusement de sa santé, se trouvant en
face d'une anémie toujours croissante et d'une coloration en
brun clair de la région frontale et des faces dorsales des mains
et des avant-bras.

Le hasard l'ayant attachée à une famille anglaise, que nous
dûmes soigner par nos eaux au mois de juin 1869, nous lui conseillâmes la médication d'Aix. Les taches brunes étaient localisées au front, à la région cervicale et axillaire, aux avant-bras
et à la face dorsale des mains et des poignets. Tout autour des
taches brunes ressortaient, comme pour mieux éclairer notre
diagnostic, des taches blanches de vitiligo. Outre cela, tous les

<hr>

[1] Professeur Sée, *Leçons de pathologie expérimentale*, p. 89. 1867.

symptômes de l'anémie : pouls petit, faible, lipothymie, congestion à la tête, douleurs névralgiques vagues et errantes, tendance au sommeil, fourmillement dans les membres, dyspnée, dyspepsie, constipation, paupières et gencives décolorées, pâleur et décoloration de la peau, dysménorrhée et leucorrhée inquiétant la malade. Aucune douleur, rien d'anormal dans les sécrétions pouvant indiquer une lésion organique des capsules surrénales, ce qui, d'ailleurs, n'est point une nécessité de la maladie d'Addison, comme l'a démontré M. Martineau par de nombreuses et savantes observations [1].

Ne voyant là qu'une anémie des plus graves, nous soumîmes la malade à une dizaine de bains sulfureux, de quinze minutes seulement et à trois verres d'eau de Saint-Simon (alcaline) par jour. Dès les premiers jours, la malade consentit à se promener après chaque bain durant quelques minutes. La réaction se faisant, nous soumîmes notre patiente à une douche moyenne tiède (simple arrosage) qui fut parfaitement tolérée.

L'appétit revenait chaque jour, la constipation disparaissait. Après trente jours de ce traitement bien léger, l'amélioration était telle qu'on nous laissa la malade jusqu'à la fin d'août. Elle put encore, alternant son traitement par un jour de repos, prendre une trentaine de piscines ou de douches, après lesquelles tous les symptômes de l'anémie disparurent.

Elle nous écrivait à la fin de l'année que ses taches noires avaient complétement disparu et qu'il ne lui restait, au contraire, qu'un peu de blancheur sur les taches de vitiligo que nous avions observées lors de son arrivée ici.

Deuxième observation.

Durant l'été de 1874, nous fûmes consulté à plusieurs reprises par une religieuse de Saint-Joseph, native de Chanaz

[1] Thèse. 1863.

(Savoie). A la suite de chagrins violents et de la vie austère
du couvent, elle avait été prise d'une anémie progressive qui
avait produit sur toute la région sternale, sur la face et les
bras, la couleur bronzée. Nous ne pûmes la suivre assez longtemps pour citer son observation comme concluante.

Après un mois de douches et de bains, elle vint nous voir
dans un état d'amélioration bien sensible.

Nous n'avons pas la prétention de conférer à nos eaux
une action antianémique ou antichlorotique. Aux eaux
ferrugineuses seulement cette propriété spécifique.

Mais combien de fois les malades anémiés peuvent-ils
supporter la médication ferrugineuse reconstituante ? Ne
sont-ils pas presque toujours entravés ou par une gastralgie ou par une constipation opiniâtre?

La médication sulfureuse externe est facilement sup-
portée et, dès qu'il y a tolérance, nous employons les eaux
de la Bauche, d'Orezza, ou de Bussang.

Dans l'anémie active ou *fortiorum*, les douches froides
réussissent assez bien, mais seulement quand la réaction
peut se faire. Pour y arriver nous employons la douche à
température décroissante. Il n'y a alors aucun danger, ni
aucune souffrance pour le malade, quelle que soit son idiosyncrasie hyperesthésique.

XV

NÉVROPATHIE .

Outre les affections classiques et bien étudiées, hystérie et hypochondrie, il y a une infinité d'états pathologiques que l'on nomme vaguement *états nerveux*[1].

Névropathie protéiforme de Cerise ; *nervosisme* de Bouchut ; *état nerveux* de Sandras et de Durand-Fardel ; *diathèse nerveuse; névrospémies.* On ne peut définir ces états parce qu'on ne peut les suivre dans aucune altération organique. Ils existent cependant et causent des ravages très-grands sur la santé. La femme y est surtout sujette, grâce à ses fonctions, grâce à l'existence souvent comprimée ou contrainte à laquelle elle est assujettie.

On rencontre à chaque pas les divers degrés de la névropathie, depuis la simple irritabilité, le simple agacement nerveux, jusqu'aux perturbations fonctionnelles les plus graves et les plus bizarres.

Les symptômes que nous avons eu le plus souvent à traiter sont : l'impatience, l'anxiété morale, l'insomnie, les douleurs vagues et erratiques, la compression à la gorge, l'amyosthénie ; quelquefois une faiblesse dans un membre, une résistance tacite à la marche, à l'exercice, souvent même la perte de l'appétit et la dyspepsie ; plus rarement

[1] Bouchut, *De l'État nerveux ou chronique ou du Névrosisme.* 1860.

des troubles digestifs qui peuvent amener la fièvre hectique.

Nous avons souvent suivi ces phénomènes très-communs
parmi les gens du monde qui fréquentent nos eaux; il ne
nous est point facile d'établir les causes d'une semblable
affection chez des malades que nous suivons durant à peine
une vingtaine de jours. Tantôt le nervosisme est engendré
par les diathèses rhumatismales, syphilitiques, hérpéti-
ques ; par l'anémie, par les troubles fonctionnels ou par
quelques affections utérines chez la femme; par les pertes
séminales chez l'homme ; tantôt par des causes morales ;
mais le plus souvent il est lié à une hyperesthésie cutanée,
qui dépend elle-même d'une atonie des fonctions de la
peau. Nous avons déjà vu les avantages de la médication
d'Aix et de Marlioz dans les diathèses, comme ses bons
effets dans l'anémie et les maladies utérines. Quant à la
spermatorrhée, plusieurs observations recueillies sur des
sujets jeunes et n'ayant aucune affection locale des organes génitaux nous ont prouvé qu'ici, mieux qu'aux établissements hydrothérapiques, mieux qu'aux bains de mer, on
peut arriver à une guérison complète.

Localement, la douche périnéale froide, les douches
ascendantes froides, la douche générale très courte à une
température un peu plus élevée, mais toujours à une température *tonique*, nous ont plusieurs fois donné des effets
les plus satisfaisants.

Si la névropathie est liée à un trouble de la fonction
cutanée, quel moyen sera plus efficace pour la juger que
nos douches écossaises? On a beaucoup exagéré, depuis les

travaux de M. Fleury, les succès de l'hydrothérapie dans le nervosisme. Les bains de mer ont aussi été beaucoup employés ; une réaction s'est heureusement produite contre cette thérapeutique.

A cette heure on s'occupe beaucoup plus de l'affection causale de la maladie que de la maladie elle-même, et nos eaux, grâce à leur aménagement, sont toutes-puissantes contre les causes des affections névropathiques.

ADJUVANTS

DES

EAUX D'AIX ET DE MARLIOZ

EAUX DE CHALLES

SULFUREUSES ET BROMO-IODURÉES

Température: de 10 à 18 degrés

Nous ne pouvons, dans ce court travail, que signaler les eaux merveilleuses qui, depuis trente ans, ont attiré l'attention des savants et des praticiens.

Situé à 18 kilomètres d'Aix, Challes a, dès la découverte de ses eaux, apporté son concours à notre médication. A cette heure, cet établissement est devenu une station des plus intéressantes. On a changé le nom de la commune où surgissent les eaux : on a créé une société financière : Challes a son directeur, son médecin inspecteur. Le vieux château est devenu un hôtel des plus confortables. On a installé dans le grand parc un établissement balnéothérapique des plus complets. Une nombreuse colonie de malades s'y rendent chaque année pour y chercher la guérison ou le soulagement. — Challes est la première des eaux sulfureuses ; elle sera bientôt une des stations

les plus fréquentées, grâce à sa riche minéralisation, grâce
à ses propriétés thérapeutiques supérieures, grâce aussi
au zèle et à l'activité de son intelligent directeur.

Mais Challes, tout en conquérant son autonomie, reste
une alliée inséparable d'Aix. Chaque jour, on apporte de
Challes à Aix d'immenses quantités d'eaux, qui sont le plus
utile adjuvant de notre médication.

M. le Dr Guilland [1] a publié, comme rapporteur de la
Société médicale de Savoie, une monographie sur les eaux
de Challes, où il a su grouper une série d'observations
diverses et de divers auteurs.

Ces observations sont précédées d'une étude fort inté-
ressante sur l'action physiologique des eaux de Challes,
par le Dr Dumaz, ancien interne des hôpitaux de Paris.

L'eau de Challes nous arrive à Aix avec tous ses principes de sulfuration (180° au sulfhydromètre) [2].

Elle contient aussi de l'iodure et du bromure de potassium ; « vingt fois plus riches en sulfure de sodium que les
eaux les mieux partagées à cet égard [3] ; » ces eaux se
présentent à nous comme un médicament ; aussi les admi-
nistrons-nous comme telles, suivant la tolérance des individus. Elles nous réussissent fort bien comme altérantes,
comme dépuratives et surtout comme fondantes.

Quoique d'un goût et d'une odeur désagréables, elles
arrivent facilement à être acceptées par les malades, après
le deuxième ou troisième jour. Les enfants surtout, ont

[1] *Eau minérale de Challes.* 1874.
[2] Bonjean, *Aix et Marlioz.* 1862.
[3] Gubler, introduction au manuel de Paul Labarthe.

au premier essai une aversion que j'ai souvent vu se transformer complétement après peu de jours de traitement.

Nous l'employons pour augmenter la sulfuration de nos bains, quand l'indication pathologique l'exige ; nous la prescrivons très-fréquemment en lavages ou en applications locales. Nous répéterons l'opinion que nous avions développée devant la Société médicale de la Savoie, opinion que notre honorable confrère a bien voulu reproduire dans son ouvrage [1] :

« J'ai souvent conseillé les lotions d'eau de Challes à plusieurs de mes malades atteints d'alopécie, à la suite d'affections pellagreuses, scrofuleuses, dartreuses, présentant comme type un état cachectique spécial ; j'en ai obtenu de très-bons succès chaque fois que les affections n'étaient pas assez anciennes pour avoir détruit le *bulbes pileux.* »

Depuis que nous émettions cette opinion devant nos confrères de la Société médicale, nous avons eu bien souvent l'occasion de nous convaincre de cette action stimulante de l'eau de Challes dans l'alopécie cachectique, action qui donne toujours d'heureux résultats.

---

[1] D. Guillånd, *Eau de Challes*, p. 49 (observation du Dr Brachet).

EAUX DE SAINT-SIMON

L'eau de Saint-Simon, délaissée durant quelque temps, grâce à une exploitation peu soucieuse, a repris depuis quelques années une large place dans la thérapeutique d'Aix.

« Cette eau, onctueuse au toucher, sans odeur, est alcaline, limpide, d'une saveur agréable et d'une température constante de 20°. La source peut fournir 200,000 litres en vingt-quatre heures. Elle contient, d'après M. Kramer : bicarbonate de chaux, de magnésie, de potasse et de fer ; chlorure de magnésie ; oxydes aluminiques et magnésiques ; iode et glairine [1]. »

Nous avons souvent prescrit l'eau de Saint-Simon dans les cas d'irritabilité de la muqueuse de l'estomac, et toujours nous avons remarqué l'action d'hyposthénie dont plusieurs de nos confrères ont déjà fait mention.

[1] Bonjean, *Aix et Marlioz*. 1862.

Le Dr Pétrequin, de Lyon, a signalé son action excitante
sur la sécrétion de la salive ; pour nous, nous avons souvent observé son action presque élective sur la sécrétion
urinaire, et nous en avons retiré de très-heureux effets
dans les cas de dysurie. Chez plusieurs de nos malades ;
l'action trop stimulante de la douche chaude se manifeste
quelquefois sur la vessie ; la douleur, la chaleur dans
l'émission disparaissent très-vite sous l'influence de l'eau
de Saint-Simon.

Nous la prescrivons surtout avec beaucoup de succès
aux rhumatisants à métastases viscérales, chez qui la
moindre action trop stimulante produit des désordres gas-
triques. Cette eau est d'une digestion très-facile ; elle est
bien tolérée à la dose de quatre à six verres par jour,
comme adjuvant de la digestion. Nous la prescrivons
comme boisson de table.

Nous avons souvent regretté qu'une installation de bains
ne fût pas établie à Saint-Simon. Nous avons la certitude
que nos malades se trouveraient fort bien d'un repos de
quelques jours au milieu de leur saison d'Aix, si on l'inter-
rompait par trois ou quatre bains de l'eau sédative de
Saint-Simon ; aussi avons-nous l'espoir de voir l'intelligent
propriétaire de cette source faire les sacrifices nécessaires
pour cette installation, qui sera très-utile à notre médication.

PETIT-LAIT

L'association des cures de petit-lait à la médication sulfureuse a pris naissance en Allemagne.

Les stations où l'on emploie la médication du petit-lait sont très-nombreuses entre les Alpes et les Carpathes. Le Dr Helfft en compte plus de vingt-cinq spécialement appliquées à la phthisie et aux affections chroniques des voies respiratoires. La double médication du petit-lait et des eaux minérales a donné d'heureux résultats dans les Pyrénées et dans les Alpes. Aix et Marlioz ne pouvaient pas rester en arrière. Aussi sommes-nous pourvus depuis quelques années d'une installation des plus complètes.

A l'extrémité du parc de l'établissement d'Aix, comme dans celui de Marlioz, on trouve des laiteries où le baigneur peut, en faisant sa réaction, aller boire du petit-lait de vache ou de chèvre, suivant les indications.

La cure séro-lactée est un puissant auxiliaire pour notre thérapeutique.

Étant légèrement *purgatif*, le petit-lait nous est d'un

puissant secours dans les atonies digestives si communes chez nos malades ; il combat aisément les constipations si fréquentes après les premiers jours de la médication sulfureuse.

Comme *altérant*, il a une action toute spéciale contre les affections herpétiques ou liées à l'herpétisme, il agit puissamment aussi contre l'éréthisme nerveux, et contre l'irritabilité qui peuvent troubler l'économie pendant le traitement sulfureux.

Enfin, comme *nutritif* et *apéritif*, il est une ressource pour les natures débilitées qui ne peuvent attendre les heures habituelles et tardives du premier repas.

Nos voisins d'outre-Rhin attribuent toutes les propriétés du petit-lait à l'absence d'azote, et expliquent ainsi son heureuse association à leurs eaux minérales. Nous n'entrerons pas dans ces considérations chimiques.

Pour nous, qui avons fait beaucoup de médecine rurale, nous savons le culte que nos paysans ont pour le petit-lait, culte mérité et reconnu.

Il est cependant des natures qui ne peuvent le tolérer. Dans des cas très-rares, le petit-lait s'assimile mal ; il est même rejeté, surtout quand il y a un peu de gastrite à l'état aigu ; mais alors nous avons dans l'eau de Saint-Simon un adjuvant qui a des effets de sédation et d'hyposthénie.

DE L'ÉLECTRICITÉ

COMBINÉE AVEC LE TRAITEMENT THERMAL

> En thérapeutique deux moyens d'action
> s'invigorisent par leur mélange, ce n'est
> pas une addition qui s'opère; c'est une
> force qui se multiplie.
>
> (Dr CARRIÈRE, lauréat de l'Institut.)

L'électricité qui, depuis plus d'un siècle, a rendu tant
de services, est à cette heure une branche consacrée de la
thérapeutique. Cette science, révélée au public en 1740
par la thèse de Deshayes [1], a suivi tour à tour une série
d'améliorations qui toutes ont rendu d'immenses services.

Sauvages [2], illustre professeur de Montpellier, donna
un nouvel éclat à cette médication.

Après les expériences de Musschenbrock, de Franklin,
de Haën de Vienne, de Linnée, de Le Camus, de Mauduyt,
de Bertholon, de Galvani, qui entra en lutte avec Volta,

---

[1] Deshayes, *Application de l'électricité à l'hémiplégie*. Montpellier,
1740.

[2] Sauvages, *De Hemiplegia per electricitatem curanda*. Montpellier,
1749.

d'Aldini, de Wollaston ; l'illustre professeur Faraday put décrire le grand phénomène d'*induction*.

Malgré tous les efforts de cette pléïade de savants, l'électricité n'était pas encore rangée parmi les agents thérapeutiques.

Ce ne fut qu'en 1830 que Rayer put employer l'électricité à l'hôpital de la Charité. Toute l'attention de ce maître et de son successeur Andral se fixèrent sur les paralysies de diverses natures.

Comme ces affections ont, pour ainsi dire, leurs spécifiques dans les médications hydro-thermales, on devait nécessairement s'occuper de la nouvelle médication électrique dans les stations minérales.

Aussi voyons-nous Villaret, puis notre·excellent et si bienveillant maître, le docteur Cabrol, retirer des effets les plus heureux de l'électricité comme adjuvant des eaux de Bourbonne.

M. Turck, à Plombières, a également associé à la médication thermale l'emploi des courants, et il en a obtenu des effets merveilleux.

Depuis peu d'années, la thérapeutique de l'électricité est devenue classique, grâce aux recherches et aux belles découvertes de Becquerel et de Duchêne de Boulogne. Benedikt à Vienne, Ciniselli à Bologne, Rémak en Allemagne, Russell Reynolds en Angleterre, Onimus en France, ont publié des traités spéciaux et complets qui ont vulgarisé l'étude et l'application des courants électriques. Si l'on joint à cela les cliniques savantes de M. Onimus, les observations et les études de MM. Tripier, Chéron, etc., etc., on verra qu'à cette heure la science de l'électricité n'est plus à faire.

La grande analogie des indications et des contre-indications de l'emploi de la médication électrique et de la médication thermale sulfureuse ; les mêmes phénomènes qui suivent ces deux traitements (car s'il existe une *fièvre thermale*, il faut aussi reconnaître une *fièvre électrique*); enfin, l'uniformité des idiosyncrasies thermales sulfureuses et des iodiosyncrasies électriques nous ont engagé à associer, en *cas opportuns*, la médication des courants continus à la balnéothérapie d'Aix.

Nulle part nous ne pouvions trouver un plus grand choix de ces affections si bien décrites et si heureusement traitées par nos maîtres en applications de l'électricité.

On nous accusera peut-être de confusion dans l'emploi combiné de cette médication électro-thermale.

On nous demandera peut-être, si nos cures sont dues à l'électricité, au massage, à la douche, au soufre, ou à la thermalité de nos eaux ; peu nous importe, pourvu que nos malades arrivent, sinon à la guérison, du moins au soulagement ; et s'il nous est acquis que le soulagement ou la guérison sont activés par cette double médication sans offrir les risques d'aucune fatigue.

Il n'est nul besoin de recourir aux grandes lois physiologiques pour apprécier que l'application des courants continus est un heureux adjuvant de la médication thermale (bains, douches, vapeurs, massages).

Si l'eau distillée est un mauvais conducteur de l'électricité, l'eau additionnée de sels solubles devient un bon conducteur des courants, si elle contient des sulfates en même temps que de l'acide sulfhydrique. Scoutetten [1] écrivait déjà que les eaux sulfureuses produisent les réactions les plus énergiques, et, après avoir fait des expériences sérieuses dans toutes les stations minérales connues, cet illustre hydrologue a pu établir :

1° Que toutes les eaux, même celles de rivières réagissent sur le corps de l'homme, en produisant des actions électriques d'une intensité variable et en déterminant un courant appréciable par les instruments ;

2° Que l'intensité de ce courant varie avec la nature de la minéralisation, la température du liquide, et surtout son origine ;

3° Que les eaux qui surgissent des profondeurs de la terre jouissent de propriétés actives exceptionnelles.

L'absorption des principes minéralisateurs aide-t-elle la médication électrique ?

Le corps, mis en contact avec une eau minérale par les bains, douches ou étuves, s'en imbibe, il joue le rôle d'une éponge par rapport au liquide et aux principes chimiques qu'il contient.

C'est là l'explication de la loi de l'absorption des liquides qui, après bien des luttes et des contradictions parmi les savants est sortie victorieuse du sein de la Société d'hydrologie.

[1] *Action des eaux minérales sur l'organisme.*

Après quelques jours de traitement nos malades se trouvent imbibés de ces principes sulfureux répandus dans des eaux *qui surgissent directement du centre de la terre.* Ils sont donc, d'après les expériences de Scoutetten, dans des conditions bien supérieures d'aptitude électrique, d'autre part, les effets des bains et des douches sulfureuses sont en premier lieu des effets d'excitation de l'enveloppe cutanée et de tout le réseau capillaire. Ceux qui ont déjà subi quelque opération balnéaire auront déjà obtenu cette première incitation que l'on cherche tout d'abord à obtenir par les courants continus.

Analogie de certains effets généraux, produits par la médication des courants et par la médication sulfureuse.

Si l'on prend un individu bien constitué, mais doué d'une exagération pléthorique ou nerveuse ; si l'on soumet cet individu à un simple bain ou à une simple piscine de nos eaux à leur état normal de sulfuration, après une heure d'immersion il éprouvera une excitabilité générale. S'il est sanguin pléthorique, il éprouvera un peu de céphalée et un peu de pesanteur, les symptômes en un mot de la congestion. S'il est nerveux, il se sentira sous une influence désagréable d'irritation, et en tout cas il éprouvera un peu de détente musculaire. Bien plus (et ceci est de la plus haute importance dans notre pratique usuelle), si ces individus sont goutteux, rhumatisants, ou même névralgiques, ils seront très-exposés à éprouver une exaspération ou une crise de leur constitution maladive. Souvent nous avons pu observer ces phénomènes et souvent nous avons rencontré des sujets qui n'avaient pris qu'un bain d'agrément à nos thermes et qui accusaient ce simple bain du réveil de quelques douleurs oubliées depuis de longues années. Aussi n'est-ce qu'avec circonspection que nous autorisons les personnes qui ne viennent pas suivre un traitement à prendre quelques bains ou quelques piscines. Nous avons rencontré chez les malades soumis aux courants continus des malaises généraux qui ressemblent beaucoup aux impressions ressenties par les natures maladives au moment des orages. Pour les manifestations locales de névralgie ou de rhumatismes, nous avons pu observer que souvent les premières séances de courant réveillent ou exaspèrent, pour quelques heures du moins, la douleur; on a pu constater l'ivresse électrique, surtout avant l'emploi des courants continus.

Chez les malades soumis au traitement sulfureux, nous avons quelquefois rencontré au début un effet congestif cérébral. M. Gubler reconnaît une sorte d'ivresse produite par l'usage assidu et trop élevé des eaux minérales sulfureuses [1].

Les effets des courants continus, comme ceux des traitements d'Aix, sont une calorification, une augmentation des sécrétions, surtout de la transpiration et des urines ; une excitation de la sensibilité des organes des sens, une excitation de la *tonicité* musculaire, qui consiste dans cette

---

[1] Séance d'hydrologie du 15 février 1875.

force constante, quoique latente, que possèdent tous les muscles pour remplir leurs fonctions, enfin, l'excitation de la circulation vasculaire. C'est par ces deux dernières puissances que les courants continus nous sont d'un si grand secours dans les paralysies et dans les lésions articulaires. Comme les capillaires ne sont que la terminaison des vaisseaux qui s'élargissent de la périphérie au centre, on conçoit que le mouvement d'impulsion contractile, répété par le courant continu, doive avoir son retentissement dans toutes les masses douchées, et qu'il y produise des révolutions que les frictions et les douches ne pourraient produire elles-mêmes. Ce double moyen curatif excite le système nerveux périphérique et partant la fonction cutanée, qui est le meilleur modificateur des états arthritiques, goutteux ou rhumatoïdes.

Analogie entre les indications thérapeutiques de la médication thermale d'Aix et la médication électrique

Si nous consultons les auteurs qui ont traité de l'électricité, nous retrouvons chez tous le même cadre des états morbides susceptibles d'être heureusement modifiés par l'électricité.

Becquerel [1] établit que le premier but de l'électricité est :

1º De rétablir la contractilité dans les muscles qui en sont privés ;

[1] *Applications de l'électricité à la thérapeutique*, p. 153. 1860.

2° De rétablir la sensibilité générale abolie ou diminuée;

3° De ramener à leur type normal la contractilité et la sensibilité exagérées ou perverties ;

4° De produire une révulsion cutanée.

Un peu plus loin, nous trouvons dans Becquerel les contre-indications relativement aux sujets :

1° Susceptibilité nerveuse ;

2° Idiosyncrasie électrique;

3° Maladies aiguës ou chroniques ;

4° Persistance d'une lésion organique, cause du phénomène morbide.

Ajoutons à ces grands préceptes, qu'il faut user au début du traitement de beaucoup de ménagement et de prudence : qu'il faut bien choisir le moment ou la distance de l'accident avant de tenter l'usage du courant, et qu'il faut se garder d'électriser si l'on suppose que le malade est sous l'influence d'un état aigu (myélite, méningite, ou hémorrhagies).

Ne croirait-on pas voir dans ces conseils toute la thérapeutique hydro-thermale sulfureuse?

Enfin, un bon nombre des affections que nous traitons aux bains d'Aix avec avantage, se trouvent soulagées par les courants continus.

Tels sont :

1° Les rhumatismes ;

2° Les arthrites de toute nature ;

3° Les névralgies ;

4° Les paralysies ;

5° Les aménorrhées et les dysménorrhées.

Nous employons de préférence les courants continus, qui ne provoquent ni douleurs, ni spasmes, ni troubles organiques. Ces courants permettent d'ailleurs, bien plus longtemps, l'emploi de l'électricité, et la cure peut se poursuivre sans crainte d'aucune perturbation dangereuse.

« L'action des courants continus est tonique, légèrement stimulante, tandis que celle des courants induits est irritante et excitante [1]. »

M. Chéron a signalé, lui aussi, cette effet tonique, reconstituant, du courant continu, ainsi que son action sur les fonctions digestives et sur le sommeil, rendu plus calme par l'impulsion exercée sur la circulation et par son action éliminatrice de l'albumine [2].

Les courants continus ont une action incontestable sur la nutrition des muscles. Aussi réussissent-ils dans l'atrophie musculaire ; qu'elle provienne de la dégénérescence du tissu musculaire, d'intoxication, de traumatisme, ou d'affections de la moelle ou du cerveau.

L'action sur la vascularisation est tellement forte, que M. Reynolds cite un cas où une lésion cardiaque et une altération vasculaire avaient déjà produit une cyanose des doigts et des mains, qui disparut par une seule application de courants. Il admet aussi leur effet contre les taches pigmentaires qui suivent certaines affections névralgiques, et contre les éphélides qui suivent la grossesse.

---

[1] Onimus, De la différence d'action des courants induits et des courants continus sur l'économie (Journal de physiologie de Robin, novembre 1874).

[2] Jules Chéron, Du Traitement du rhumatisme articulaire par les courants continus, p. 73.

Cette action sur les fibres contractiles des vaisseaux est très-utile, soit que les vaisseaux soient contractés spasmodiquement, comme dans les tumeurs blanches ou dans les diverses arthrites, soit que les vaisseaux soient dilatés comme chez certains paralytiques dont les membres sont d'un rouge violacé, quoique très-froids.

Dans le premier cas, le courant continu, comme le massage, en dilatant les vaisseaux, régularise la circulation ; dans le second cas, les courants continus, ainsi que la douche et le massage, resserrent les vaisseaux dilatés, et la circulation se rétablit alors.

Les succès obtenus par MM. Remak, Onimus et Chéron, par l'emploi des courants continus dans le rhumatisme articulaire, ne pouvaient que nous engager à aider notre médication hydro-thermale de la médication des courants. Les succès ont dépassé nos espérances.

Nous sommes arrivés à combattre très--vite :

1º Les douleurs rhumatismales, névralgiques, goutteuses ;

2º Les ankyloses incomplètes, les raideurs articulaires ;

3º Les arthrites déformantes, très-communes à nos thermes, et toutes les arthrites rhumatoïdes ;

4º Dans les aménorrhées, les dysménorrhées, nous avons obtenu une régularisation de la fonction ;

5º Dans beaucoup de paralysies, nous avons obtenu, sinon la guérison complète, du moins une amélioration.

Non-seulement l'électricité nous rend de grands services au point de vue clinique et thérapeutique, mais encore elle nous est très-utile au point de vue du diagnostic de certains états pathologiques [1].

Pour bien apprécier la différence de toutes les affections nerveuses qui présentent tant de ressemblances entre elles, il faut bien établir la valeur de ce que l'on nomme *contractilité électrique irritabilité* et maximum d'*irritabilité électrique*.

La *contractilité* implique la possibilité de recevoir une impression, tandis que l'*irritabilité* indique la force elle-même mise en jeu.

Pour obtenir le *maximum* d'irritabilité d'un muscle, il

[1] « Lorsqu'on coupe le cordon nerveux qui fait communiquer la masse centrale avec une région quelconque, avec un membre, par exemple, on abolit dans ce membre tout mouvement et toute sensibilité, le privant à la fois du moyen de transmettre au centre l'impression des actions exercées sur lui et de l'excitation motrice qui lui arrivait de ce centre ; le cordon coupé contenait, en effet, accolés les uns aux autres, mais non confondus, et les filets sensitifs et les filets moteurs ; le membre, ainsi séparé du centre nerveux, reste immobile, *paralysé*. Les sollicitations de l'état électrique variable, portées sur le bout périphérique du cordon nerveux coupé, ou même sur les muscles, peuvent bien encore y provoquer des mouvements, mais ces mouvements ne s'observent qu'à une époque rapprochée du moment de l'opération ; au bout de quelques jours on n'obtient plus rien, soit qu'on agisse sur les nerfs, soit sur les muscles.

« Les choses ne se passent plus de même lorsque, au lieu d'agir sur un nerf, on agit sur la moelle épinière, la divisant transversalement, de manière à soustraire simplement à l'influence possible du cerveau les parties du corps qui reçoivent leurs nerfs de la portion de la moelle située au-dessous de la section ; dans ce cas encore, la partie inférieure du corps se montre immobile. Toutefois, incapable de mouvements volontaires ou spontanés, elle tressaille et se déplace lorsqu'une sollicitation extérieure veut agir sur elle.

« Plus, si l'animal survit assez longtemps à l'opération, on peut constater la persistance de ces mouvements involontaires, et de la faculté qu'ont les nerfs et les muscles de donner des mouvements lorsqu'on vient à les exciter. » (Tripier, *Application de l'Électricité à la médecine et à la chirurgie*, p. 16. Paris, Baillière, 1874.)

faut employer un courant très-léger, quatre ou cinq éléments, par exemple, car ce maximum d'irritabilité sera en
raison inverse de la force du courant électrique.

La contractilité musculaire, soumise à un courant électrique, sera, ou normale, ou augmentée, où diminuée.

Dans le premier cas, on peut conclure que, ni le nerf, ni
la moelle épinière, dans le point où le nerf aboutit, ni leurs
relations, ne sont affectées.

Dans le deuxième cas, c'est-à-dire quand la contractilité
est augmentée, on est obligé d'admettre aussi une augmentation d'irritabilité qui peut dépendre des nerfs, de la
moelle ou du cerveau, et ordinairement cette exagération
d'irritabilité provient d'un état congestif de la moelle ou
du cerveau.

M. Reynolds a remarqué que l'augmentation de l'*irritabilité* électrique était alors due à l'hypérémie qui accompagne quelques accidents cérébraux comme l'hémorrhagie,
l'embolie ou le ramollissement du cerveau.

On trouve alors des symptômes du côté de la tête, tels
que du vertige, de la chaleur frontale, de la céphalalgie.
L'exagération d'irritabilité peut aussi être due à une exagération vasculaire de la moelle et de ses membranes, comme
dans la myélite ; mais alors ce sont les muscles qui se
trouvent en rapport avec la partie plus ou moins affectée
de la moelle qui possèdent cette exagération d'irritabilité.

M. Reynolds a trouvé, dans la paralysie hystérique,
l'irritabilité normale accrue. Nous avons eu souvent l'occasion d'employer les courants sur des paralysies hystériques et nous avons vu l'irritabilité arrivée à son maxi-

mum, comme chez les ataxiques, chez qui nous avons dû soulager les douleurs fulgurantes par les courants électriques.

La contractilité se trouve *diminuée* quand on a à traiter un état pathologique dû à une altération du cerveau (hémorrhagie, tumeurs, sclérose, ramollissement), ou à une altération de la moelle ou du nerf où l'on peut rencontrer les mêmes phénomènes morbides ; ou enfin, à une altération du sang ou des muscles (empoisonnement, chlorose, anémie, paralysie rhumatismale essentielle, *a frigore)*.

La *sensibilité* électrique ne peut pas se préciser d'une manière aussi classique que la contractilité. Il arrive souvent que cette sensibilité est moindre chez les personnes dont le nervosisme est exalté. Nous avons souvent rencontré de jeunes femmes très-nerveuses supportant fort bien un courant très-fort. Nous avons parmi nos clientes une jeune femme épuisée par de nombreuses couches, très-névrohystérique; au moindre changement de température, elle est prise d'une myosalgie dans la région cervicale, qui, après les douleurs les plus aiguës, se termine par un simple torticolis qui cède ordinairement après deux séances de courants continus à huit éléments, tandis que des sujets bien plus robustes n'en supporteraient pas cinq sur cette région.

La sensibilité électrique est presque toujours augmentée durant les périodes aiguës du rhumatisme musculaire ou articulaire : elle est également augmentée durant les périodes mensuelles ; aussi proscrivons-nous complétement les courants les plus légers, à cette époque, ainsi que le traitement thermal [1].

M. Onimus [2] a publié un travail des plus complets sur la comparaison des effets produits par les courants induits et par les courants continus, comme indication la plus précise pour le diagnostic différentiel des maladies des nerfs. Ce savant praticien divise en cinq groupes les phé - nomènes qui servent au diagnostic, comme au pronostic de ces maladies.

Nous nous servons de l'appareil à courants continus de M. Trouvé. Son entretien très-simple, sa constance, sa grande tension, et la grande facilité de graduer le nombre d'éléments nous l'ont fait préférer à d'autres appareils.

Nous avons eu à traiter ici chez les enfants : la *sclérose musculaire progressive* (Jaccoud), *paralysie musculaire pseudo-hyperthrophique* (Duchesne) *hypertrophie musculaire* (Kaulich) ; *atrophie lipomateuse des muscles* (Sidel et Hacth) ; *Ipermegalia muscolare paralitica progressiva*, du professeur Orsi, de Pavie [3].

Cette affection, dont le symptôme le plus palpant est l'augmentation du volume musculaire avec paralysie, s'est présentée à nous avec des variétés de cas aux diverses pé-

---

1 Dans la séance du 5 février dernier de la Société d'hydrologie, M. l'inspecteur des Eaux-Bonnes établissait la contre-indication de ces eaux *en boisson* pendant la période du flux menstruel.

Nous n'avons jamais eu l'idée d'agir de même pour notre médication par la boisson, sauf dans certains cas où la fonction s'exerce d'une manière pathologique, où dans certains phénomènes de l'âge critique.

2 De l'emploi de l'électricité comme moyen de diagnostic *(Gazette hebdomaduire,* 1870).

3 *Gazetta medica italiana,* 1872.

riodes de la maladie. Depuis le simple affaiblissement musculaire jusqu'à la paralysie, depuis la simple hypertrophie du muscle jusqu'à d'énormes agglomérations de tissu
adipeux entre les mailles du tissu connectif hyperplastique.

La thérapeutique signale peu de succès dans une affection aussi grave et presque toujours liée à des troubles généraux du système nerveux.

Nous ne citerons qu'une observation où la médication
d'Aix, aidée par plusieurs séances de courants continus
nous donna un plein succès.

Observation.

Mlle B..., âgée de neuf ans, née à Moscou, nous fut adressée
par un médecin de Nice où elle avait dû passer l'hiver de 1871.

Jusqu'à l'âge de cinq ans, cette enfant avait suivi très-ré-
gulièrement les phénomènes de la croissance, de la dentition et
de la marche, sans donner jamais la moindre alarme sur sa
santé.

Vers sa cinquième année, elle eut une bronchite très-légère
pour laquelle elle dut garder le lit. Ce ne fut qu'après cette
maladie que les parents s'aperçurent que l'enfant ne pouvait
plus porter son corps sur ses jambes, que le corps se pliait en
arrière avec une forte proéminence du ventre, et que les jambes
paraissaient d'une grandeur et d'une grosseur disproportion-
née au reste du corps. On consulta, on fit boire à cette pauvre
enfant des flots d'huile de foie de morue, de sirop ioduré, de
vin tonique.

Ainsi se passèrent quatre à cinq longues années vouées à l'absorption de tout l'arsenal pharmaceutique. Pendant ce temps,
l'enfant avait suivi une croissance régulière mais difforme.
La tête et le cou présentaient seuls un état normal. Les muscles

du tronc, très-irrégulièrement développés, se contractaient
mollement. Les muscles des cuisses, très-volumineux, se trou-
vaient étranglés au tiers inférieur. Les mollets étaient cons-
titués par une masse pâteuse débordant des deux côtés. Les
pieds étaient portés en dehors. Nous essayâmes de suite les
courants avec une pile de quinze éléments sur les muscles
couturiers, sur les vastes externes, etc. L'enfant éprouvait des
piqûres, mais nous ne pûmes obtenir des contractions sensibles.

Nous jugeâmes la situation grave, les muscles de relation
étant tous un peu compromis. L'enfant consentait difficilement
à sortir de sa petite voiture, la marche étant très-gênée et le
corps décrivant un mouvement de rotation à chaque pas qu'elle
faisait. La montée des escaliers était surtout très-difficile, et
ce n'est qu'en se soulevant par la rampe que la malade pouvait
monter ; quand elle voulait s'asseoir sur une chaise un peu
basse, elle tombait. Une fois assise, la difficulté pour se relever
devenait très-grande, et ce n'est qu'après des efforts inouïs et
douloureux que la patiente reprenait sa position verticale.

Aucun phénomène pathologique du côté de l'encéphale. Nous
ne pouvions donc classer cette affection dans les paralysies in-
fantiles de Duchenne. La famille était désespérée. Nous ne
pouvions, nous-même, diagnostiquer que : ou l'atrophie des
muscles dont les fibres finissent par disparaître dans le tissu
adipeux ou, une altération de tout le système nerveux périphérique ; ou, même une altération du sang ou des organes.

Les fonctions digestives se faisant bien nous permettaient
une nutrition tonique et reconstituante : vin, viandes sèches,
musculine, ferrugineux.

L'application d'un traitement externe nous était très-facile.
Il ne fallait pas songer aux vingt et une douches habituelles
d'Aix, mais bien à un traitement de plusieurs mois. L'enfant
passa à Aix les mois de juin et juillet, puis revint au mois de
septembre.

Nous proscrivîmes, dès le début, la chaise roulante qui aidait trop à la paresse de l'enfant. Nous défendîmes plus de dix heures au lit et nous forçâmes la marche tous les jours. L'enfant ne prenait du traitement sulfureux qu'un, verre d'eau de Challes. Tous les deux jours une légère douche de cinq minutes avec un massage de la même durée. Les jours d'intervalle l'enfant subissait une séance de courants continus, à vingt éléments sur les trajets de tous les muscles impuissants.

Après ces deux premiers mois l'enfant partait, non guérie, mais pouvant courir sans tomber. Le tronc seul s'inclinait, tantôt sur la hanche gauche, tantôt sur la droite ; si bien qu'elle revint nous voir, un mois après, ornée d'un magnifique corset mécanique qui lui tenait le corps droit, mais qui l'empêchait de courir.

Nous supprimâmes le corset et nous recommençâmes nos séances d'électricité et nos massages durant tout septembre ; après quoi l'enfant nous quittait assurée d'une guérison qu'elle vint achever l'année suivante.

Le tissu adipeux a diminué de moitié, les muscles de l'abdomen sont toujours masqués sous la graisse ainsi que ceux du mollet mais du moins la tonicité musculaire est revenue, les fibres se contractent et cette délicieuse enfant n'accuse plus qu'une pesanteur lombaire après les fatigues de la marche.

Observation d'atrophie musculaire
(analogue à l'atrophie musculaire infantile) consécutive à une myélite subaiguë

Mlle G..., âgée de vingt et un ans, nous est adressée par le professeur Vulpian, qui, après avoir constaté une *atrophie musculaire analogue à l'atrophie musculaire infantile*, avait conseillé un traitement de quarante-cinq jours à Aix et un traitement de courants continus. L'état de la malade à son arrivée, le 1ᵉʳ juin 1874, est des plus désespérés : sous une apparence de santé et d'embonpoint, elle présente une grande gêne dans les fonctions locomotrices. Cette jeune fille peut marcher en étant soutenue, mais si elle ferme les yeux, il lui est presque impossible de continuer la marche sans être prise de vertige et sans tomber.

Elle ne peut s'asseoir ni se lever, ni se mettre au lit, ni monter ou descendre un escalier sans être soutenue et maintenue dans l'attitude verticale. Il existe un peu d'assymétrie dans les mouvements des muscles orbiculaires, d'où un peu de strabisme en dedans de l'œil gauche et un peu d'hésitation dans la prononciation.

Du côté droit, les muscles du bras et de la jambe sont très-atrophiés et la force de résistance volontaire à l'extension du bras et à la flexion de la jambe est bien moins puissante que dans les membres opposés.

La sensibilité cutanée est parfaitement conservée et il existe de la douleur à la pression sur les trajets des nerfs atrophiés.

A la cuisse, les muscles adducteurs sont atrophiés ; les mouvements volontaires de la malade sont conservés pour porter la jambe droite en dehors, mais extrêmement faibles pour remuer le membre en dedans. L'atrophie musculaire, qui est surtout accusée du côté droit, est caractérisée par l'amaigrissement et l'effacement des systèmes musculaires qui président aux mouvements d'extension et d'adduction. Ainsi, au bras droit, atrophie des muscles extenseurs des doigts et extenseurs du pouce. A la main, atrophie des muscles des éminences thénar et hypothénar ainsi que des interosseux.

La maladie avait bien, comme l'ont constaté Aran et Trousseau, débuté par le membre supérieur droit, par les muscles de la main. Quelques petits faisceaux au bras et à l'avant-bras n'ont pas subi la transformation morbide ; ils obéissent à la volonté, mais faiblement.

Depuis quinze mois qu'a commencé la maladie à la suite d'une simple sieste sur l'herbe humide, elle a suivi la progression habituelle. L'épithète de *progressive* indique assez la gravité du pronostic. En effet, la destruction des tissus a été très-précipitée, et on peut lire dans Duchenne (de Boulogne) des exemples de ces affections qui, en moins de deux années, ont accompli leur évolution fatale. Ici, nous n'avions pas un embonpoint excessif pour nous marquer les déformations typiques de l'affection ; cependant, toute la masse du corps présentait un excès de tissu adipeux. Nous ne pouvions nous tromper sur le diagnostic ; mais , connaissant la causalité toute rhumatismale ou *a frigore*, nous pouvions espérer qu'une cure d'Aix, aidée par les courants continus, aurait d'heureux résultats.

Nous appuyant sur les conseils de l'honorable professeur, M. Vulpian, nous attaquâmes de suite cet état très-compliqué par la médication électro-thermale.

D'un commun accord avec notre honoré confrère, M. le Dr Petit, qui suivait la malade avec nous, nous prescrivîmes les douches tièdes avec massage durant dix minutes. Nous appliquâmes les courants continus sur l'origine des nerfs, interrompant quelquefois le courant sur les parties atrophiées. Comme traitement interne, la malade a bu chaque jour un verre d'eau de Challes comme altérant. Durant trois mois et demi nous alternâmes cette médication et nous eûmes le bonheur de suivre les phases d'une amélioration lente mais manifeste, et au moment où Mlle G... nous quittait, elle ne présentait plus qu'une altération des muscles de la main et de l'avant-bras, fléchis comme dans la griffe cubitale de M. Charcot, et qu'un peu de déviation de la jambe droite.

Mlle G... pouvait marcher sans appui, monter les escaliers ; elle pouvait écrire sa correspondance , et je ne doute pas qu'avec une seconde saison, en 1875, elle n'arrive à remédier complétement à cette affection qui, elle aussi, a son type rhumatismal plus facile à guérir que ces mêmes affections, dont la

cause est une lésion du système nerveux central ou périphérique.

Observation d'aphonie hystérique.

Mlle K..., de Paris, nous fut adressée pour traiter ici un état
névropathique général présentant les formes hystéralgiques
les plus bizarres.

Agée seulement de seize ans, cette jeune fille avait atteint
tout le développement physique d'une femme de vingt-deux
ans. Malgré une apparence de santé des plus puissantes, cette
enfant traversait chaque jour des crises qui laissaient les
sphincters anal et vésical paralysés, si bien que nous devions
souvent la sonder. L'estomac se trouvait dans un état d'atonie
qui refusait tout aliment. Les douches et les bains amenèrent
une détente générale : toutes les fonctions reprirent leur cours
normal. Seulement l'hystérie se localisa sur l'organe de la
voix et, durant plus d'un mois, notre patiente nous présenta
une aphonie des plus complètes, dont nous ne devînme maîtres que par les courants continus.

Nous avons eu plusieurs fois, durant les premières années
de notre pratique, occasion de rencontrer de ces paralysies
hystériques des cordes vocales. Nous devons l'avouer à
regret, les douches froides, comme les douches écossaises,
nous donnaient un bien petit résultat.

Nous n'avons pu appliquer qu'une fois le courant continu à ce genre d'affection, et nous avons obtenu un succès
complet.

Observation de rhumatisme chronique généralisé. — Une saison
de traitement thermal. — Guérison.

M. T..., négociant à Saint-Jean de Maurienne, âgé de trente-neuf ans, d'un tempérament nerveux, d'une forte constitution, réclama nos soins en juin 1872. Depuis deux ans T... souffrait d'un rhumatisme généralisé.

Le haut du corps est fléchi en avant et sur le côté droit. La tête ne peut être tournée d'aucun côté. Le malade ne peut marcher que d'une manière indécise et en s'appuyant sur deux béquilles. Les muscles des membres inférieurs n'ont ni force ni sensibilité. Le tendon d'Achille, très-contracté, reporte le talon en haut. Aussi, traîne-t-il l'extrémité du pied sur le sol. Le malade ne peut ni se coucher ni s'habiller. Nous soumîmes de suite T... à un traitement alterné de douches et d'applications de courants continus. Chaque séance durait six minutes. Nous appliquions des courants très-forts sur les membres, mais des courants très-doux sur les parties latérales du rachis.

Dès le dixième jour du traitement, T... pouvait accomplir des mouvements limités. Après le premier mois la tête était redressée, les mouvements de latéralité étaient devenus faciles ; mais la flexion en arrière ne put s'obtenir qu'au deuxième mois, pendant lequel nous continuâmes notre alternance électro-thermale. A la fin du traitement, l'extension et la flexion du pied et de la jambe se faisaient très-bien, le malade quittait ses béquilles et rentrait chez lui complétement guéri.

Observation de paralysie de la septième paire,
due à l'action du froid et de l'humidité. — Guérison en quatre séances
de courants continus.

Le nommé Clerc, de Trevignin, après avoir fait une course très-longue sous la pluie et le froid, se couche avec des vêtements humides. Le lendemain, immobilité et insensibilité de tout le côté gauche de la face. L'œil ouvert ne peut se fermer, le sourcil est immobile, la narine est flasque, la bouche est déviée du côté droit, l'orbiculaire ne peut contracter les lèvres qui ne peuvent prononcer l'O, l'U, le P, etc.

Les courants continus, dirigés à cinq éléments sur chacun des muscles hémiplégiés, leur rendent leurs fonctions, et, après six séances de cinq à six minutes, C... était complétement guéri.

Observation d'incontinence d'urine, guérie par les douches d'Aix et les courants continus.

Mlle C..., d'une commune des environs d'Aix, âgée de vingt-sept ans, d'une constitution lymphatique, d'une santé générale parfaite, nous consultait pour une incontinence d'urine qui l'affectait beaucoup depuis l'âge de vingt ans. Cette inconti- nence d'urine paraissait dépendre d'une atonie du col de la vessie avec spasme de tout le réservoir urinaire, car elle ne semblait liée à aucune autre affection. Elle attribuait cette affection à une grande frayeur qu'elle avait éprouvée. Depuis lors, l'incontinence se produisait jusqu'à six ou sept fois durant la nuit.

Vainement elle luttait contre le sommeil ; vainement je lui avais fait absorber et amers et toniques et stupéfiants. L'er- gotine, pas plus que le bromure, ne m'avait donné aucun ré- sultat.

Je la soumis durant tout le mois de juin 1873 à une médica- tion de douches froides périnéales et lombaires et à une quin- zaine de séances de courants continus appliqués sur la partie inférieure de la moelle, comme le conseille M. Onimus[1].

---

[1] *Traité de l'électricité médicale*, p. 709.

Je la laissai reposer deux mois, durant lesquels elle n'eut que deux ou trois accidents d'incontinence urinaire. Nous reprimes la même médication en septembre. J'ai revu souvent ma malade durant les dix-huit mois qui se sont écoulés depuis cette dernière période du traitement : jamais plus elle n'a eu le moindre accident à déplorer.

Nous avons eu plusieurs fois l'occasion de soigner par la médication électro-balnéaire des enfants atteints d'incontinence de la vessie. Nous avons toujours obtenu le même succès. Seulement, il ne faut pas se désespérer en face d'un retour des accidents, après quelque temps d'une amélioration sensible.

Nous avons soigné, de concert avec notre confrère, M. le Dr Bertier père, une enfant de douze ans, qui était à la troisième rechute de la maladie. Deux fois M. Onimus avait obtenu, par les courants continus, suspension de la maladie pendant cinq à six mois.

Les premières séances combinées avec les douches froides augmentaient les spasmes de la vessie et partant les accidents nocturnes ; mais la persévérance du traitement, en réveillant la tonicité musculaire du col, nous donna, après un mois, un plein succès.

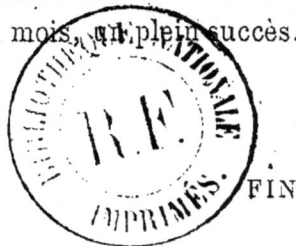

FIN

APPENDICE

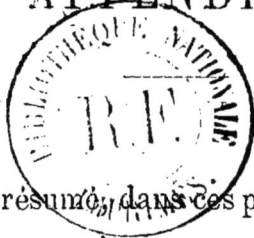

Nous avons résumé, dans ces pages, l'étude des principales affections qui trouvent à nos thermes des moyens thérapeutiques appropriés.

Nous aurions pu relater les observations sans nombre que peut offrir une longue pratique aux bains d'Aix et de Marlioz ; mais, comme le disait spirituellement un de nos confrères au dernier Congrès médical de Lyon, c'est aux praticiens des grandes villes, c'est aux médecins habituels de nos patients qu'appartient la charge de publier le succès mérité de nos eaux. Les faits relatés par eux prendront plus d'autorité et ne seront pas accusés d'être de simples *orationes pro domo sua*.

Nous nous sommes restreints dans les limites du domaine tout scientifique, et nous avons taché de prouver que notre balnéothérapie si variée est un des agents thérapeutiques des plus précieux et des plus agréables.

Le baigneur rencontre ici les meilleures conditions hygiéniques et climatériques. Ceux qui ont besoin de calme et de bonne aération jouissent dans nos environs de tout ce que la nature alpestre peut offrir à la fois d'imposant et de pittoresque.

Ceux, au contraire, qui ont besoin de cet entraînement, de ce stimulant que donnent les fêtes et les plaisirs, trouveront à Aix tout ce que le high-life recherche dans ses stations préférées.

TABLE DES MATIÈRES

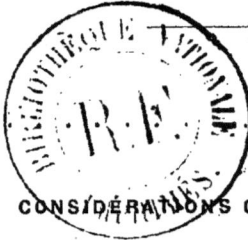

MALADIES TRAITÉES A AIX ET A MARLIOZ

ADJUVANTS DES EAUX D'AIX ET DE MARLIOZ

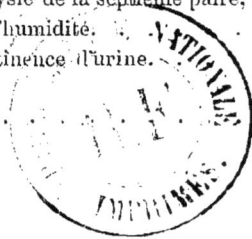

FIN DE LA TABLE DES MATIÈRES

www.ingramcontent.com/pod-product-compliance
Lightning Source LLC
Chambersburg PA
CBHW072311210326
41519CB00057B/4053